Dirk Albrodt / Brigitte Glowsky
Blütenessenzen in der Schwangerschaft

Die Anwendung der Heilpflanzen geschieht auf eigene Verantwortung der Leserin und ist sorgfältig abzuwägen. Einen Arztbesuch können und wollen diese Ratschläge nicht ersetzen. Die Hinweise zu den Anwendungen sind von Autorin und Autor auf Grund wissenschaftlicher Erkenntnisse und eigener Erfahrung mit größter Sorgfalt ausgewählt worden. Trotzdem kann aber weder von der Autorin, dem Autor noch vom Verlag eine Haftung für unsachgemäße Heilpflanzenanwendungen übernommen werden.

4521 Schiedlberg/Austria, Waidern 42
e-mail: office@bacopa.at, verlag@bacopa.at
www.bacopa.at

Printed in Slovenija
ISBN 978-3-901618-65-9

1. Auflage, 2011

Dirk Albrodt / Brigitte Glowsky

Blütenessenzen in der Schwangerschaft

BACOPA VERLAG

Teil 1

Über Blütenessenzen

Jede Pflanze erfüllt auf dieser Welt eine eigene, ganz besondere Aufgabe. Einige dienen als Nahrungsmittel, andere der Herstellung von Bekleidung, wieder andere der von Arzneimitteln. Es gibt welche, die dienen Tieren als Nahrung, und solche, die die Fruchtbarkeit des Bodens verbessern. Uns Freunden von Blütenessenzen liegen andere Aspekte der Pflanzen am Herzen, nämlich jene, die durch ihre Blüte ausgedrückt werden.

Blumen begleiten uns durch unser ganzes Leben, und es gibt in jedem Menschen ein gemeinsames, unbewusstes, archetypisches Wissen, welche Blume zu welchem Aspekt menschlichen Lebens angemessen erscheint.

Wir schenken Kranken andere Blumen als frisch Verliebten und diesen wieder andere als jenen, denen wir unser Beileid ausdrücken wollen. Wir benutzen die Sprache der Blumen und Blüten zur Übermittlung bestimmter Informationen. Dabei handelt es sich stets um gefühlsmäßige Informationen, nicht um rationale. Wir hoffen und wünschen, dass die Adressaten unserer Blumengeschenke es verstehen, wenn wir Blüten unsere Gefühle mitteilen lassen. Wir wollen trösten und Mut machen, Lebensfreude ausdrücken und Zuneigung, und wenn uns dies gelingt, reagiert der oder die Beschenkte mit einem Lächeln, einer Geste, einem freundlichem Wort, kurz: einer Stimmungsaufhellung.

Für uns ist eine solche Stimmungsaufhellung eine der elementaren Voraussetzungen für Heilung.

Jede Blüte spricht besondere Stimmungen an. Unbewusst weiß dies ein jeder von uns und schenkt daher der eigenen Großmutter andere, als er für eine Liebeserklärung an die oder den Liebste/n wählt. Stimmungen und Gemütsverfassungen zu erkennen, auf die Blumen einwirken können, haben wir uns zur Aufgabe gemacht. Letztendlich geht es darum, die Blütensprache jedermann verständlich zu machen.

Wir sind der Überzeugung, dass in jeder Blüte eine verborgene, stimmungsaufhellende Kraft steckt, die sich am besten in einer ökologisch gesunden Umgebung ohne schädliche menschliche Eingriffe entfalten kann. Jede gesunde Pflanze hat ihre ganz eigene Blütezeit, während der ihre Vitalkraft am größten ist. Natürlich ist es auch möglich, in Treibhäusern Blumen mitten im Winter zum Blühen zu bringen – wir bezweifeln allerdings, ob solchen eine vergleichbare Kraft innewohnt.

Blütenessenzen sind somit haltbar gemachte Blütenenergie, nicht vergleichbar mit Pflanzensäften oder Tees, sondern ein feinstoffliches Phänomen, das sich bisher jeder physikalischen Messbarkeit entzogen hat. Ganz ähnlich wie menschliche Gefühle, für deren Einschätzung zwar „Stresstabellen“ und Ähnliches existieren, die eine Bewertung zwar erleichtern können, aber niemals eine Genauigkeit erreichen, vergleichbar einer Geschwindigkeits- oder Temperaturmessung. Es existieren verschiedene Erklärungsmodelle für die Wirksamkeit der Essenzen, in denen von Energie, Schwingung, Heilqualitäten die Rede ist, was aber nicht darüber hinwegtäuschen kann, dass es im wissenschaftlichen Sinne über Blütenenergie genauso wenig Erhellendes zu berichten gibt wie über menschliche Emotionalität. Manche Dinge entziehen sich einer Messbarkeit, ohne dadurch allerdings ihren Wert zu verlieren.

Für uns nun stellen Blütenessenzen den Versuch dar, diese unmessbare, aber spürbare Kraft der Blüten zu extrahieren und haltbar zu machen. Daher verwenden wir ausschließlich gesunde und natürliche Blüten an den von ihnen selbst gewählten originalen Standorten. Heute gibt es sehr viele unterschiedliche Methoden, Blütenessenzen herzustellen. Die Einfachste besteht darin, die Blüten jeweils einer bestimmten Pflanze zum Zeitpunkt ihrer größtmöglichen Kraft zu pflücken und in einem Glasschüsselchen Wasser so lange der Sonne auszusetzen, bis sie darin zu welken beginnen. In dieser Zeit nimmt das Wasser die Energie der Blüte in sich auf, sodass wir nach dessen Konservierung mit Alkohol einem Leidenden auch im Winter die Lebenskraft blühender Pflanzen zuteilwerden lassen können.

Die Herstellung

Grundsätzlich ist wohl jeder Mensch in der Lage, Blütenessenzen selbst herzustellen. Wir empfehlen allen Freunden und Anwendern von Blütenenergien, dies einmal tatsächlich zu tun, da es den Zugang zu dieser Behandlungsform erleichtert und selbst Erlebtes immer eindrucksvoller ist als aus zweiter Hand Erfahrenes. Es bedarf dazu nicht viel. Als Handwerkszeug dienen ein Glasschälchen mit einem Volumen von etwa 250ml, wie es als Dessertschälchen wohl in jedem Haushalt zu finden ist, Bindfaden und Trichter sowie eine Braunglasflasche, da die fertige Essenz nicht mehr dem Sonnenlicht ausgesetzt werden sollte.

So ausgerüstet wartet man auf einen wirklich schönen, sonnigen Tag mit klarem Himmel und begibt sich zu der bevorzugten Pflanze, zu der man auf meditative oder ähnliche Weise bereits zuvor Kontakt aufgenommen hatte. Mag es für manchen Leser oder Leserin auch fremd klingen, so spiegelt sich eigenes Verhalten doch in der Umgebung. Man kann sagen, dass eigene Freundlichkeit auch andere freundlich stimmt. Eine respektvoll als eigene Persönlichkeit behandelte Pflanze wird deutlich bereitwilliger ihre Energie zur Verfügung stellen als eine achtlos ausgerupfte. Essenzenherstellung kann durchaus als spirituelle Handlung angesehen werden, weshalb auch manche, die dies nicht ernst nehmen, leider auch weniger wirkungsvolle Essenzen gewinnen. Bitte die Pflanze wie einen guten Freund, und sie wird deine Freundschaft erwidern. Dann füllt man das Schälchen mit reinem Quellwasser und stellt es ganz in der Nähe der Pflanze auf, sodass man deren Blütenköpfe so umbiegen kann, dass sie in das Schälchen reichen, ohne dabei verletzt zu werden. Das Arrangement wird anschließend mit Hilfe von Bindfäden so fixiert, dass es für die nächsten Stunden stabil bleibt, wobei darauf zu achten ist, dass die Sonneneinstrahlung auch bei Wanderung der Sonne am Himmel immer das Schälchen trifft. Anschließend entfernt man sich – das Wasser soll ja die Schwingung der Pflanze und nicht die eigene aufnehmen – für einige Zeit, um später am Tage zurückzukehren und zu beurteilen, ob die Essenz schon fertig ist. Dies erkennt man an feinen Bläschen am Boden und Rand des Schälchens und rund um die eingetauchten Blütenköpfe. Die Wasseroberfläche erscheint einem ein wenig silbrig und ist nach oben gewölbt, statt wie normalerweise nach innen. Man löst dann die Knoten der fixierenden Bindfäden und richtet die Pflanze wieder auf, und auch ein Dankeschön kann an dieser Stelle keinesfalls schaden, auch wenn es ungewohnt erscheint, mit einer Pflanze zu sprechen. Das energiegeladene Wasser gibt man in die Flasche aus braunem oder grünem Glas, gießt noch einmal die gleiche Menge hochprozentigen Cognacs hinzu und hat eine eigene Mutteressenz gewonnen.

Diese wird jedoch nicht selbst verwendet, sondern bildet den Ausgangsstoff für Verdünnungsschritte. Im Handel erhältlich gibt es die sogenannten Stock Bottles, auf Deutsch: Vorratsfläschchen. In einer Stock Bottle, die in der Regel in Größen zwischen 10 und 30ml zu haben sind, befinden sich neben einem hochprozentigen Alkohol - meist wieder Cognac - ganze zwei Tropfen der Mutteressenz, unabhängig von der Flaschengröße. Entscheidend ist das Einbringen der Energie, was mitunter auch als Imprägnierung bezeichnet wird. Ist dieses einmal geschehen, wird der Inhalt der Stock Bottle zum Energieträger. Die Schwingung wird weder erhöht noch verändert, wenn man mehr vom Ausgangsstoff hineingibt.

Wie der Name Stock Bottle bereits andeutet, wird allgemein auch deren Inhalt nicht direkt eingenommen, sondern noch einmal für ein Einnahmefläschchen weiter verdünnt. Üblich sind hier 30ml Fläschchen mit Pipetteneinsatz, die zu 3/4 mit Quell- oder Mineralwasser und weiter mit Cognac zur Konservierung aufgefüllt werden.

Haltbarkeit und Aufbewahrung

Da im Bach Centre noch Blütenessenzen vorhanden sind, die von Dr. Edward Bach selbst in den dreißiger Jahren des vergangenen Jahrhunderts hergestellt wurden und deren Qualität über die Jahrzehnte nicht gelitten hat, kann man die Haltbarkeitsdauer nicht mit Bestimmtheit angeben. Sorgfältig hergestellte, qualitativ hochwertige Blütenessenzen müssen ohne besondere Konservierung außer der alkoholischen mindestens zehn Jahre haltbar sein, sind es aber in der Regel wesentlich länger. Voraussetzung dafür ist eine ordnungsgemäße Lagerung. Blütenessenzen vertragen Kälte sehr gut, Hitze dagegen weniger. Sie sollten keineswegs stärker als bis 50 Grad Celsius erwärmt werden, daher sollte man sie während Ferienreisen in den Süden nicht im Auto liegen lassen.

Außerdem sollten sie keinen elektromagnetischen Feldern ausgesetzt werden, welche ihre Qualität beeinträchtigen können. Aus diesem Grunde sollte bei der Aufbewahrung der Blütenfläschchen auf einen Mindestabstand von einem Meter zu Telefonen und Computern, Fernsehgeräten und Stereoanlagen, Sicherungskästen und Kühlschränken geachtet werden.

Weitere Vorschriften sind nicht zu beachten, sodass nichts gegen den guten alten Küchenschrank oder die Nachtkonsole als Aufbewahrungsort spricht.

Die Einnahme

Einnahmefläschchen mit 30ml Größe wurden ursprünglich von Dr. Edward Bach eingeführt, da sie bei einer üblichen Einnahmefrequenz von viermal täglich vier Tropfen ungefähr vier Wochen lang vorhalten. Diese vier Tropfen werden direkt aus der Pipette auf oder unter die Zunge gegeben und eine Zeit lang dort behalten, bevor sie geschluckt werden. Auf einen gewissen zeitlichen Abstand (10–15 Minuten) zu den Mahlzeiten sollte geachtet werden.

Bei Alkoholunverträglichkeit kann der Cognac als Konservierungsmittel durch Obstessig oder vegetabiles Glyzerin ersetzt werden. Eine weitere Möglichkeit, dieses Problem zu umgehen, ist die Verwendung kleinerer Einnahmefläschchen, bei denen u.U. ganz auf Konservierung verzichtet werden kann, die dafür häufiger neu zubereitet werden müssen.

Generell können alle Blütenessenzen miteinander kombiniert werden, und üblicherweise werden sie dies auch, um den emotionalen Zustand, der gefördert werden soll, möglichst genau erfassen zu können. Dabei sollte allerdings eine Obergrenze von maximal sechs verschiedenen Blütenessenzen in einer Einnahmemischung beachtet werden.

Zuweilen ist es schwierig, hier zu einer Entscheidung zu kommen, da man der Meinung ist, es träfen mehr als die vorgegebenen sechs Blütenqualitäten auf einen persönlich oder die Klientin zu. Dennoch sollte unbedingt diese Obergrenze eingehalten werden, da sich in einer wissenschaftlichen Untersuchung[1] herausgestellt hat, dass ein mehr an Einzelessenzen deren Wirkung eher beeinträchtigt denn fördert. Die Auswahl der Blütenessenzen sollte dann unter Berücksichtigung ihrer Aktualität neu getroffen werden, d.h. man verzichtet auf eine Mut machende Blüte in einer Mischung, wenn die betroffene Person zwar häufig ängstlich ist, dies aber im Augenblick nicht im Vordergrund steht.

1 siehe M. Weisglas „Personal Growth and Conscious Evolution through Bach Flower Essences“ (Dissertation), San Francisco 1979

Die Wasserglasmethode

Hierbei handelt es sich sicher um die am seltensten eingesetzte Form der Blütenbehandlung. Man gibt dazu von jeder ausgewählten Blütenessenz zwei Tropfen in ein Glas Wasser, das über einen gewissen Zeitraum, meist einen Tag, schlückchenweise getrunken wird. Empfehlenswert ist diese Form der Anwendung besonders während der Geburt selbst, wenn Zeit und Gelegenheit zu aufwendigen Testverfahren oder tief reichenden Gesprächen nicht vorhanden ist. Meist wird hier die fertige Blütenmischung „Blütenhilfe" gewählt, die krisenvorbeugend und -abmildernd wirkt und von der Frau nach Bedarf eingenommen werden kann.

Andere Anwendungen

Neben der üblichen und mittlerweile seit Jahrzehnten bekannten inneren Anwendung über die Einnahmemischung hat sich in den vergangenen Jahren der Erforschung der Wirkung von Blütenessenzen in der Geburtsvorbereitung erwiesen, dass die äußere Anwendung in vielen Fällen empfehlenswert ist.

Allgemein gilt hier der Grundsatz, dass – richtig eingesetzt – die äußerliche Behandlung stets schneller wirkt als die Einnahme, die Wirkung dagegen nur kürzer anhält, weswegen sie häufiger wiederholt werden muss. In manchen Fällen ist es aber nicht ratsam, die wenigen Tage bis zum Einsetzen der Wirkung der eingenommenen Blütenessenzen abzuwarten. Wo schnelle Hilfe vonnöten ist, kann auf die äußere Anwendung zurückgegriffen werden.

Weitere Anwendungen sind in den Abschnitten über Bäder und Massagen beschrieben.

Auswahl der passenden Blüten

Die Auswahl der Blütenessenzen geschieht am besten durch ein offen geführtes Gespräch. Oft stellt gerade das vertrauensvolle Zuhörenkönnen einer Beraterin oder eines Therapeuten den geeigneten Beginn einer Blütenbehandlung dar. Denn wenn es möglich ist, ohne sich verstellen zu müssen, sich das Leid von der Seele reden zu können, hat dies nicht nur befreiende

Wirkung, sondern gibt der geschulten Blütenberaterin auch wichtige Hinweise auf geeignete Essenzen. Und es gibt viele gut ausgebildete Blütenfachleute, Hebammen, Heilpraktiker, Geburtsvorbereiterinnen, auch manche Ärzte, die man aufsuchen kann, wenn man selbst nicht weiter weiß.

Natürlich kann man die geeigneten Blütenessenzen auch selbst auszuwählen versuchen. Zu beachten ist dabei aber die stets irgendwo vorhandene „Betriebsblindheit" für die kleinen Eigenheiten, die einem so sehr zur zweiten Natur geworden sind, dass man sie eben gerade nicht bemerkt bzw. berücksichtigt, obwohl deren Einbeziehung in die Blütenauswahl einem viel bringen könnte. Dort wo sich Blütenessenzen als Hausmittel bereits durchgesetzt haben, wird oft darüber berichtet, dass die Freundin oder der Nachbar gebeten wird, einmal das Richtige für einen selbst auszusuchen.

Dieses Feedback von vertrauten und vertrauenswürdigen Menschen einzuholen, ermöglicht oft das Einnehmen einer neuen Perspektive und damit auch eine andere Beurteilung der Sachlage. „So hab ich das ja noch nie gesehen" eröffnet häufig einen Weg, den die ausgewählten Blütenessenzen anschließend zu beschreiten erleichtern.

Ein wichtiges Auswahlkriterium für die Selbstbehandlung ist das Wiedererkennen der eigenen Person bzw. Persönlichkeit in den Beschreibungen der Charakteristika der Blüten in diesem Buch. Man achte dabei darauf, dass man sich emotional angesprochen fühlt. Drei unterschiedliche Reaktionen sind typisch beim Lesen solcher Texte:

- „Kenn ich, genau so geht's mir auch oft."
- „Nein, also so bin ich ganz und gar nicht!"
- „Damit kann ich jetzt aber gar nichts anfangen, wie uninteressant."

Die beiden erstgenannten Reaktionen sind gefühlsmäßiger Art. Auch wenn man in sich starke Ablehnung gegen eine Beschreibung erkennt, sollte man dies doch als Zeichen dafür werten, dass es einen persönlichen Bezug gibt. Warum sollte ich emotional reagieren, wenn etwas doch so überhaupt nichts mit mir persönlich zu tun hat? Allein die dritte, die indifferente, ja ausbleibende Reaktion zeigt an, dass man die beschriebene Blüte tatsächlich nicht braucht.

Am besten, man notiert sich alle Blüten, bei deren Beschreibungen man Gefühlsregungen verspürte, und sucht anschließend die maximal 6 zum gegenwärtigen Zeitpunkt am deutlichsten die eigene Gefühlslage beschreibenden für eine eigene Blütenmischung aus.

Sollten man auf eine größere Anzahl kommen, kann einem die Frage nach der Aktualität dabei helfen, weniger relevante Blüten auszusortieren. Z.B. wenn man von sich weiß, oft Zukunftsängste zu haben, dies aber gerade im Augenblick nicht der Fall ist. Vielleicht braucht man die entsprechende Blüte zu einem späteren Zeitpunkt, in die aktuelle Mischung gehört sie aber nicht hinein.

Hilfe bei der Auswahl der geeigneten Blüten für sich selbst bietet auch das Repertorium. Bevor man dort hineinschaut, empfiehlt es sich jedoch, zuerst einmal für einen Augenblick innezuhalten, sich auf sich selbst zu besinnen und eine kleine Bestandsaufnahme durchzuführen: Wie geht es mir gerade? Wie fühle ich? Welche Gefühle dominieren? Gibt es körperliche Erscheinungen, die mit bestimmten Gefühlen assoziiert sind (z.B. Bauchschmerzen mit Wut o.ä.)? Zuerst also erstelle man eine kleine Stichwortliste für sich selbst, dann suche man die entsprechenden Stichworte im Repertorium, die einem Hinweise auf die passenden Blüten geben können. Genaueres findet man dann im Kapitel mit den ausführlichen Blütenbeschreibungen. Wichtig ist hierbei immer die emotionale Beteiligung. Lässt mich ein Hinweis, eine Beschreibung kalt, hat die Blüte mit mir auch nichts zu tun.

Und schließlich gibt es noch die intuitive Auswahl der Blütenessenz(en). Oder anders ausgedrückt: das Hören auf die innere Stimme. Erfahrungsgemäß fällt dies Kindern viel leichter, während Erwachsene dazu gewissermaßen über den eigenen Schatten der Vernunft springen müssen. Kinder sind eher bereit, Unwahrscheinliches für möglich zu halten. Sie machen gerne mit, wenn man ihnen die Schachtel mit den Blütenfläschchen hinstellt und sie bittet, zu erspüren, welche Flasche für sie ganz allein die richtige ist. Vielleicht kribbelt es ein bisschen in den Fingerspitzen und es wird einem ein wenig warm. Wenn sie dieses Fläschchen entdeckt bzw. erspürt haben, sollten sie es herausholen. Kinder tun das. Und sie finden auch die für sich geeigneten Fläschchen heraus. Das spätere Nachlesen der Blütenbeschreibung bestätigt sehr häufig die Richtigkeit der intuitiven Auswahl des Kindes. Dem das meist auch noch Spaß macht, sich selbst etwas auf so geheimnisvolle Weise auszusuchen.

Erwachsene sind durchaus ebenfalls in der Lage, auf diese Weise Blütenessenzen für sich auszusuchen, allein bei ihnen schaltet sich allzu schnell der Verstand ein, der sagt: „Das kann ja gar nicht gehen!“ Und dann ist es meist aus. Doch was haben wir zu verlieren? Warum es nicht wenigstens ausprobieren? Das Herausziehen eines Fläschchens aus einer Schachtel ist ja nicht gleich bedeutend mit einer verbindlichen Verschreibung. Ob ich mich schließlich auf diese Art der Auswahl einlassen mag, entscheidet letztlich allein mein freier Wille.

Und wenn es dann geschehen sollte, dass ich vollkommen verblüfft beim Lesen der dazugehörenden Blütencharakteristik feststellen muss, dass mit dieser Blüte meine Gefühlslage exakt angesprochen wird und ich sie gerne einnehmen möchte, dann ist es auch erlaubt, niemandem zu erzählen, auf welche Weise ich zu dieser Wahl kam.

Ähnlich verhält es sich mit den Fotos in diesem Buch. Schamanen und Naturheiler bei Völkern, die ihre ursprüngliche Beziehung zur Natur noch nicht verloren haben, beauftragen ihre Patienten zuweilen damit, die sie ansprechende Pflanze draußen in der Natur selbst zu suchen, sich rufen zu lassen, Kontakt aufzunehmen. Welch hohe Hürde für einen westlich geprägten Menschen! „Da ruft nichts!" Die Alternative könnte aber auch lauten: Da hört jemand nichts. Und doch kann man sich „rufen" lassen oder sagen wir besser: anziehen. Da leuchtet eine Blütenfarbe, dort lockt ein Duft, und hier fasziniert etwas, von dem ich gar nicht sagen kann, was es ist. Und ein klein wenig von der Faszination, die von Blüten ausgehen kann, findet sich hier in diesen Farbfotos wieder. Es ist möglich, sich von ihnen visuell „rufen" zu lassen. Wer's nicht glauben mag, dem sei ein kleiner Selbstversuch empfohlen: man nehme sich eine Woche lang an jedem Tag zur gleichen Zeit die Bilder vor und suche diejenige Pflanze aus, die einem genau dann am besten gefällt. Versprochen: das wird nicht an jedem Tag dieselbe sein, auch wenn eine davon sogar die Lieblingsblume sein mag. Unsere Stimmung verändert sich, und plötzlich finden wir eine Blüte attraktiv, die uns erst gestern ganz unscheinbar vorkam. Es kann durchaus sein, dass einen an jedem Tag eine andere Pflanze „anspricht', und warum auch nicht?

Möchten wir anhand der Bilder nun eine Einnahmeauswahl erstellen, erscheint es jedoch lohnenswert, sich nicht allein auf einfache Vorlieben zu verlassen. In einer Form der Meditation können wir versuchen, uns den gegenwärtigen Gefühlszustand ganz bewusst werden zu lassen, sagen wir: Unsicherheit. Was ist, wie fühlt sich Unsicherheit an, wann war ich zuletzt unsicher, was habe ich wahrgenommen: war es ein Pochen im Kopf, ein Grimmen im Bauch, ein kaltes Kribbeln am Rücken oder etwas ganz anderes? Wenn wir das Gefühl Unsicherheit körperlich deutlich identifiziert haben, schauen wir uns die Fotos an. Welche der Pflanzen spricht mich nun an? Welche kann das Körpergefühl, also das Kribbeln oder Puckern oder die

Kälte, verändern? Welche verkörpert die Eigenschaften, die ich augenblicklich am dringendsten brauche?

Allein das Anschauen bewirkt bereits Veränderung. Man bedenke dabei nur, dass die visuellen Signale von Form und Farbe auf der Netzhaut unserer Augen bestimmte Sehzellen aktivieren. Davon sind manche für Helligkeit, andere für die Komplementärfarben zuständig. Jedes Bild, das wir anschauen, löst somit eine einzigartige Kombination von Nervenzellenaktivität in unseren Augen aus, die natürlich an die Sehrinde unseres Großhirns weitergeleitet wird – dort im Hinterkopf, wo das Sehen zum Erkennen wird. Auf dem Weg dorthin durchlaufen die nervalen Sehbahnen direkt unser limbisches System, welches für die Verarbeitung unserer Gefühle zuständig ist. Bildlich gesprochen setzt es uns gelegentlich innerlich eine rosa Brille auf oder lässt eine dunkle Wolke alles überschatten. So kann unser Sehen direkten Einfluss auf unser Fühlen nehmen. Und so kann das Sehen auch die Auswahl der persönlich geeigneten Blütenessenzen mitbestimmen.

Eine weitere Form des Selbsttestes soll an dieser Stelle noch vorgestellt worden, welche vor Jahren in der australischen Blütenessenzen Akademie (Australasian Flower Essence Academy) entwickelt wurde. Diese braucht allerdings ein wenig Zeit und Ruhe. Dort in Australien werden die Zusammenhänge von Akupunktur und Blütenenergie erforscht. Man fand heraus, dass es einen besonderen Akupunkturpunkt gibt, mit dessen Hilfe sich die Wirkung der gewählten Blütenessenz/en in etwa vorhersagen lässt. Dieser Punkt ist die Nummer 20 des sogenannten Gouverneursmeridians, er steht in der Akupunktur an ganz zentraler Stelle, weil er Verbindung zu sämtlichen übrigen Meridianen besitzt. Zu finden ist dieser Punkt im Schnittpunkt zweier gedachter Linien auf der Schädeldecke. Linie 1 verläuft von der Nasenspitze über den Kopf zur Nackenkuhle. Linie 2 ist die Verlängerung vom tiefsten Punkt des Ohres (Ohrläppchen) zum höchsten, quer über den Kopf hinweg zum gegenüberliegenden Ohr. Dort wo diese beiden gedachten Linien sich schneiden, befindet sich Gouverneurspunkt 20.

Der Test wird im Liegen auf möglichst ebener Unterlage durchgeführt. Ein flaches Kissen dient als Unterlage für das gewählte Blütenfläschchen, denn dieses soll genau so platziert werden, dass sein Boden den Gouverneur 20 am Kopf berührt, ohne dass man sich dafür innerlich anspannen muss. Wenn alles arrangiert ist, entspannt sich die entsprechende Person, so weit es ihr möglich ist, und konzentriert sich gedanklich auf ihr Problem. Ist die Blütenessenz gut gewählt und versucht die Person, nicht willentlich in den nun stattfindenden Prozess einzugreifen, erlebt sie, wie ihre Gedanken beginnen, sich selbstständig zu machen. Vielleicht läuft eine entsprechende Szene vor ihrem geistigen Auge ab, in der sie sich anders verhält als gewohnt, oder es fallen ihr neue Lösungsmöglichkeiten oder Strategien für ihr Problem ein. Über den Akupunkturpunkt beeinflusst die Blütenessenz direkt unser Denken und zwar, indem ihre Energie frühere Denkblockaden und eingeschliffene Verhaltensweisen überwinden hilft. Die Perspektive für potenzielle Problemlösungen wird weiter und man erkennt und erlebt zugleich gefühlsmäßig, wie sich das Problem lösen lässt und sich dies auf die eigene Person auswirken wird.

Für diese kleine Übung sollte man sich aber wenigstens eine halbe

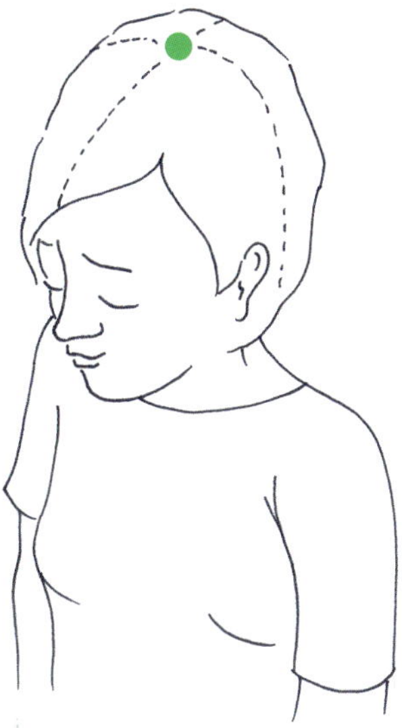

Abb. 1: Die Nummer 20 des sogenannten Gouverneursmeridians – er steht in der Akupunktur an ganz zentraler Stelle, weil er Verbindung zu sämtlichen übrigen Meridianen besitzt.

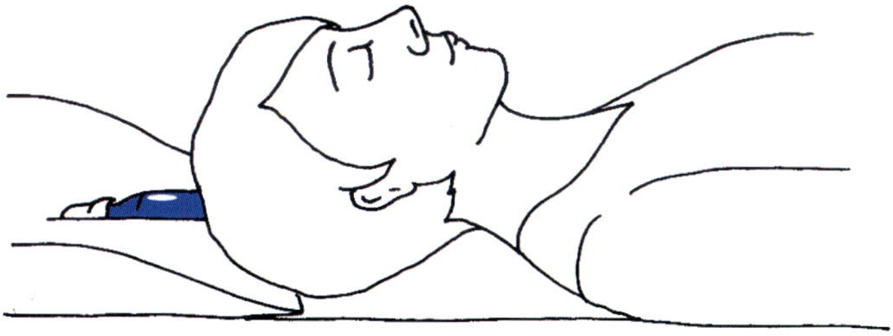

Abb. 2. Gouverneurstest: Der Test wird im Liegen auf möglichst ebener Unterlage durchgeführt. Ein flaches Kissen dient als Unterlage für das gewählte Blütenfläschchen, denn dieses soll genau so platziert werden, dass sein Boden den Gouverneur 20 am Kopf berührt, ohne dass man sich dafür innerlich anspannen muss.

Stunde Zeit nehmen und möglichst frei von jeder Erwartung machen, somit bereit sein für Überraschungen.

Darüber hinaus gibt es weitere Auswahlmethoden über Biofeedback, Kinesiologie, Kirlian-Fotografie, die es ermöglichen, die direkten Reaktionen einer Person auf eine Blüte erkennbar zu machen, die jedoch in der Regel nur von Therapeuten angewandt werden, weil zu deren Beherrschung eine entsprechende Ausbildung notwendig ist.

Wie Blütenessenzen wirken

Die Wirkung der Blütenessenzen ist immer subjektiv. Ein jeder, der einmal Blütenessenzen nahm, hat damit eigene, ganz persönliche Erfahrungen gemacht, die stark von der anderer abweichen können. Grundsätzlich lässt sich sagen, dass Blütenessenzen das in einem vorhandene Potenzial anregen. Gleichzeitig zeigt dies auch die Grenzen ihrer Wirksamkeit auf. Die Fähigkeit zu lachen oder Herausforderungen anzunehmen, Ängste zu überwinden oder Beziehungen aufzubauen, sind wohl in jedem Menschen vorhanden und können somit gefördert werden. Aber nicht jeder ist ein großer Künstler, ein begabter Handwerker oder ein gut organisierender Personalchef. Und wird es auch nicht unter Zuhilfenahme von Blütenessenzen.

Glücklicherweise sind diese sanften Schwingungsheilmittel frei von Nebenwirkungen, sodass im schlechtesten Falle eine falsch gewählte Essenz überhaupt keine Wirkung hat. Trifft sie jedoch auf eine gewisse innere Resonanz, stärkt sie genau diesen Teil der Persönlichkeit. Damit setzt eine Veränderung des ganzen Menschen ein.

Eine solche Veränderung kann sowohl sehr subtil wie auch sehr dramatisch verlaufen. Es mag sein, dass der Wandel einem persönlich gar nicht auffällt, weil die neue emotionale Reaktion auf Stressbedingungen z.B. so selbstverständlich zustande kommt wie die vorherige, nunmehr überwundene, vielleicht mit Zittern und Schweißausbrüchen einhergehende. In solchen Fällen sind es meist die Mitmenschen, die Veränderungen zuerst registrieren und einem als „So kenne ich dich ja gar nicht!“ übermitteln. Manchmal kommt die Veränderung aber auch spontan und für einen selbst überraschend, z.B. wenn man eine bisher immer widerspruchslos hingenommene Demütigung durch gedankenlose Scherze der Arbeitskollegen plötzlich mit ein paar gut gewählten und selbstbewusst geäußerten Schlagfertigkeiten pariert.

Es kommt aber auch vor, dass man schon nach wenigen Tagen der Einnahme in ein beinahe leicht euphorisch zu nennendes Stadium kommt, sich stark erleichtert fühlt, zuvor als Mühsal betrachtete Aufgaben beschwingt und locker bewältigt, von guter Laune und Optimismus durchdrungen ist und schier die ganze Welt umarmen könnte. Leider muss hier angemerkt werden, dass die Blütenwirkung nicht immer auf diese Weise zum Tragen kommt.

Allgemein aber ist es der Sinn des Blüteneinsatzes, jemanden innerlich so zu kräftigen, dass er oder sie die bestehende Problematik aus eigener Kraft lösen kann. Dies zieht einen Zugewinn an Selbstbewusstsein und Selbstvertrauen nach sich und macht die Blütenessenzeneinnahme obsolet. Und damit wäre die bestmögliche Blütenwirkung beschrieben: eine, die sich selbst überflüssig macht.

Während der intensiven Erforschung der Blütenwirkung führten wir einige Interviews mit Frauen durch, die während der Schwangerschaft die Hilfe von Blütenessenzen in Anspruch genommen haben. Da, wie oben bereits betont, die Wirkung von Person zu Person unterschiedlich wahrgenommen wird, sollen an dieser Stelle einige Aussagen von Frauen zitiert werden, die beispielhaft für viele andere stehen.

Über den Grund der Einnahme

„Ich wollte keine Medikamente nehmen, meine Ärztin hat mir zwar welche angeboten, aber im Beipackzettel stand: „Sollte nicht in der Schwangerschaft gegeben werden', und dann hab ich gedacht, das kann ja nicht das Richtige sein."

Über die Wirkung

„Alles ist mir schwergefallen, und auf einmal hatte ich wieder die Leichtigkeit, ich kam leicht hoch aus dem Sessel, das war mir vorher schwergefallen, vor allem wenn's dann auch gedrückt hat, das war auf einmal ganz leicht. Ich hab gedacht: kannst ganz leicht aufstehen, als ob der Bauch gar nicht da wär. Auch der Geist war ganz leicht, es machte mir alles nicht mehr so viel aus, auch Krach nicht."

„Es ging einfach alles auf einmal. Alles, was vorher problematisch war, war plötzlich kein Problem mehr. Wie wenn man vorher vor einer Mauer gestanden hat und ständig versucht hat, drüber zu springen, und jetzt plötzlich merkt, dass ja eine Tür darin ist, durch die man einfach durchmarschieren kann. Meine größte Panik hat sich auf einmal in Luft aufgelöst"

„Erst mal war die Wirkung psychisch, ich bin unheimlich ruhig geworden durch die Blüten, ich hatte das Gefühl, wenn jetzt so eine Angstphase kommt, überstehst du sie, und gerade durch dieses Lockersein kommt sie dann meistens gar nicht. Dadurch, dass ich mich wohler fühlte, ist körperlich eingetreten, dass ich besser essen konnte. Damit hatte ich sonst ziemliche Probleme, auch Magenprobleme, und konnte nichts essen. Doch durch dieses Entspanntheitsgefühl konnte ich mehr essen und dann ging es mir wieder gut. Ich hab ein wenig zugenommen und hatte dann ideales Gewicht."

Über die Fremdwahrnehmung

„Ich selber kann gar nicht sagen, ob ich mich da verändert habe. Das Einzige, was mir da aufgefallen ist, war, dass ich vorher immer nur geheult hab, und nachher hab ich nur noch gelacht. Das ist meinem Mann hauptsächlich aufgefallen: ich hab mich über alles nur noch totgelacht."

„Ich hatte von Blüten vorher nie etwas gehört, und der Arzt hat nur gelacht, der hat gelacht bis zur Entbindung, seitdem hat er nicht mehr darüber gelacht. Bis zur Entbindung hat er mir nicht geglaubt, hat gedacht, die ist nicht sauber, und ich hab immer schön meine Tröpfchen eingenommen und er hat immer gelacht. Zuerst gingen die bösen Träume weg, das ging relativ schnell, ich bin dadurch nicht ruhiger geworden im Sinne von gedämpfter, aber ich war nicht mehr so aggressiv, ich war mir sicher, mir passiert nichts."

„Mein Freund hat zwar gesagt: erst die ganze Schwangerschaft, dieser Hexenzauber, und dann auch noch im Kreißsaal, aber ich war mir da ganz sicher."

Über ausbleibenden Wirkungen

„Da ist nix passiert. Zwei oder drei Tage später war die Entbindung, ich glaube, da hat sich gar nichts verändert. Es ging mir irgendwann besser, klar ging's mir irgendwann besser, aber ich kann nicht definitiv sagen, es müssen die Blüten gewesen sein, mir haben ganz extrem die Gespräche in der Situation geholfen, dass ich einfach mal endlich mit jemandem zusammengekommen bin, dem ich sagen konnte, so und so geht's mir, ganz dreckig, ganz beschissen, und ich fühl mich überhaupt nur ganz klein und wie ein Häufchen Elend, und da kam jemand und hat gesagt, ja, ist mir ganz klar, wie das ist, und bestätigt, dass es in Ordnung ist so."

Unerwünschte Wirkungen

Trotz der oben festgestellten Nebenwirkungsfreiheit kann es dennoch zu Auswirkungen kommen, die so weder erwartet noch erwünscht sind. Dies kann unter Umständen geschehen, wenn ein als unangenehm erachtetes behandeltes Symptom verschwindet, dessen Sinn sich erst dadurch offenbart: dass es zur Unterdrückung einer wesentlicheren, aber unerkannten Problematik notwendig war. Um ein Beispiel zu nennen, möchte sich jemand von seiner Angst befreien. Angstfrei kann dieser Jemand aber möglicherweise dazu neigen, andere gewalttätig anzugreifen, weil nun der Zugang zur darunterliegenden Wut frei ist. Die Angst diente gewissermaßen dem Schutz anderer vor der eigenen Aggression. Ähnliches tritt äußerst selten ein und kann durch einen guten Kontakt mit der Behandlerin aufgefangen werden, indem die Mischung entweder sofort abgesetzt oder ersetzt wird.

Bei einer ganzheitlichen Behandlung wie der Blütentherapie geht es darum, die gesamte komplexe Persönlichkeit eines Menschen zu beachten und sich bei der Befragung stets bewusst zu bleiben, dass es immer mehr gibt, als das Auge sieht.

Unter der Oberfläche, die ja immer dazu dient, sich so darzustellen, wie man gern gesehen werden möchte, liegen Merkmale und Züge, die wir nicht jedem zeigen wollen. Vielleicht ist die menschliche Seele ja wirklich wie eine Zwiebel aufgebaut aus vielen Schichten. Man könnte die Persönlichkeitsentwicklung mit Hilfe von Blütenessenzen mit dem Schälen einer Zwiebel vergleichen und insofern positiv werten, als man sich langsam und Schicht für Schicht dem Kern einer Problematik nähert und den Hilfesuchenden nicht mit einer überstürzten Entwicklung überfordert. Generell kann man sagen, dass Blütenessenzen einen innerlich immer nur so weit fördern, als man selbst bereit ist, dies zuzulassen und auszuhalten. Dass diese Förderung immer Spaß machen muss, kann man nicht sagen.

Für einen selbst ist es sehr wichtig, die Stärke der unangenehmen Gefühlsreaktionen herauszufinden (vielleicht auch mithilfe einer Blütenberaterin). Manchmal weisen unsere Befürchtungen dem Berater den Weg. Was haben wir zu verlieren, wenn die Angst geht? Vielleicht habe ich dann keine Ausrede mehr, mich vor unangenehmen Dingen zu drücken?

Schieben sich andere Gefühle als Angst in den Vordergrund, die wir ebenfalls nicht besonders angenehm finden, bedeutet dies häufig, dass sie Anzeiger einer exakt treffenden Blütenmischung sind (siehe Resonanzprinzip weiter oben) und in aller Regel innerhalb weniger Tage einer inneren Stabilität weichen werden. Findet die Person diese Reaktionen heftiger, als sie auszuhalten vermeint, kann ihr eine Verminderung der Einnahmefrequenz vorgeschlagen werden, z.B. drei- statt viermal täglich. Dies verlangsamt die Reaktion und macht sie erträglicher.

Weitere mögliche Reaktionsweisen können die Einnehmende überraschen wie vermehrte und übel riechende Ausscheidungen, Schwitzen und ähnliche Auswirkungen einer inneren Selbstreinigung, die von Blütenessenzen in Gang gesetzt wurde. Meist jedoch lassen sich Betroffene dadurch beruhigen, dass sie erfahren, dass diese Reaktionen in aller Regel nach drei bis vier Tagen von alleine verschwinden. Das Wissen bringt die Seele wieder ins Gleichgewicht, man misst den Ersterscheinungen weniger Bedeutung bei und findet sie erträglicher. Zu wissen, es handelt sich um Auswirkungen einer inneren Selbstreinigung, die der Gesundheit zuträglich ist, macht es leichter. Auch in solchen Fällen kann jedoch die Einnahmefrequenz herabgesetzt werden, um niemanden zu überfordern.

Bei einem vollständigen Absetzen der Einnahmemischung verschwinden sämtliche Erstreaktionen innerhalb von 12 bis 24 Stunden.

Die genannten möglichen Erstreaktionen beschränken sich jedoch auf einen minimalen Prozentsatz der Anwendungen, der geringer als 1% anzusiedeln ist und noch niedriger wird, wenn man den Betroffenen die Schreckreaktion auf die Wirkung durch ein erklärendes Gespräch erleichtert hat. Meist ist die Unwissenheit über das Vorgehende schlimmer als die Erstreaktion selbst.

Teil 2

Die Blütenessenzen für Schwangerschaft und Geburt

Wie eingangs beschrieben, definieren wir Blütenessenzen als Energie- und Informationsträger. Blütenenergie lässt sich weder mit Apparaten messen noch bestimmten Werten oder Begriffen zuordnen. Es bedarf daher einer geduldigen Analyse und anschließender „Übersetzung" der energetischen Eigenschaften in verständliche Sprache, um eine Blütentherapie überhaupt erst möglich und handhabbar zu machen.

Die erste Begegnung mit der Blütenenergie findet dort, wo die gesuchten Pflanzen leben, also in der Natur statt, und da zuerst in der Meditation. Man stellt physischen Kontakt zur Pflanze her und/oder mentalen und beginnt eine non-verbale Kommunikation. Man begibt sich dazu in den unmittelbaren Einflussbereich der ausgesuchten Pflanze, was manche Esoteriker „Aura" nennen, und lässt auf sich wirken, was immer da wirken möge. Feinfühlige Menschen berichten von Kribbeln oder Wärme, von Licht oder feinen Strömen. Schamanen erhalten Informationen von den Pflanzengeistern, den Devas – und Wissenschaftler schütteln ihre Köpfe. Dennoch sind Pflanzen lebendige Wesen, die zu kommunizieren in der Lage sind.[2] Das Problem für uns Menschen ist, dass sie es nicht auf unsere vertraute verbale Weise tun, wie sollten sie auch. Wenn man sich ihrer "Sprache" aber öffnet, wenigstens für einen Augenblick die Blockade im Kopf, dass nicht sein kann, wofür es keine Erklärung gibt, überspringt und einfach aufnahmebereit ist – dann erhält man Nachrichten von den Pflanzen, so ungeheuerlich dies für rationale Analytiker erscheinen mag.

2 siehe Peter Tompkins, Christopher Bird „Das geheime Leben der Pflanzen", Frankfurt 1977

Warum es aber nicht einfach versuchen, was gibt es schon zu verlieren? Ein erster Schritt der Kontaktaufnahme zu einer Pflanze kann beispielsweise darin bestehen, einen Baum zu suchen, in dessen Schatten man gerne sitzen, an dessen Stamm man sich lehnen möchte. Man schließt vielleicht die Augen und spürt die Festigkeit des Holzes im Rücken und die Struktur der Rinde und tut weiter gar nichts – außer beobachten, wahrnehmen: fühlt man sich vielleicht nicht nur *ge*-, sondern gar *unter*stützt, ist es warm im Rücken, spürt man einen bestimmten Körperteil besonders deutlich, kommen einem manche Gedanken in den Sinn, die einem selbst überraschend erscheinen? Wie auch immer es sei: man gewinnt einen Eindruck, man mag ihn oder man mag ihn nicht, denn die so übermittelten Nachrichten sind ja immer gefühlsmäßige und nicht zu vergleichen mit der Aufzählung von Fakten, was wir als „Nachrichten" zu bezeichnen gewohnt sind. Je intensiver der Kontakt, desto vielfältiger die Botschaften, die wir von den Pflanzen erhalten.

Dies alles wird selbstverständlich von Wissenschaftlern, so sie einem freundlich gesinnt sind, als romantische Träumerei abgetan, wenn sie es nicht sind, als Hirngespinste und Halluzinationen. Sei's drum, wer in der Meditation Informationen von Pflanzen erhält, weiß selbst, dass er diese überprüfen muss, da sich womöglich Wunschdenken oder Fantasie eingeschlichen haben. Es muss also anschließend die Überprüfung des Wahrheitsgehaltes dessen, was man glaubt, erfahren zu haben, erfolgen und zwar – Gottseidank – im Falle der Blütenessenzen vollkommen ungefährlichen und nebenwirkungsfreien Menschenversuch. In der Regel nimmt der Hersteller einer Essenz, der ohnehin ein positives Verhältnis zur Pflanze hat und diese mag, seine Tropfen zuerst über einen Zeitraum selbst ein, über den er ein Protokoll anlegt, in dem notiert wird, wie die Seelenlage zu Beginn der Einnahme war und wie sie sich währenddessen veränderte. Meist finden sich auch Freunde, Bekannte, Kollegen, die bereit sind, mitzumachen, denn im schlechtesten Falle wird gar nichts geschehen, im besten aber werden sie gefühls- und seelenmäßig davon profitieren können. Dann trägt man alle Information zusammen und kann damit beginnen, Gemeinsamkeiten der Erfahrungen herauszudestillieren, welche wiederum bei allen seriösen Blütenessenzenherstellern als „Kurzinformation der Versuchs- oder Forschungsessenzen" weiteren Menschen, meist Blütenberatern und -therapeuten zur Verfügung gestellt werden. Die Untersuchungsmethode der Blütenqualitäten ist also eine empirische. Mit ausreichend Feedback von möglichst vielen, möglichst unterschiedlichen Personen entsteht so mit der Zeit ein Porträt der Blütenessenz, das sich weiter festigt und/oder weiter modifiziert wird.

Die am längsten erforschten Blütenessenzen sind diejenigen, die in den dreißiger Jahren des vergangenen Jahrhunderts von Dr. Edward Bach in England entdeckt wurden. Tausende Zeugnisse von Anwendern belegen deren spezifische Eigenschaften. Ähnlich sicher ist man sich der Definitionen der Blütenessenzen der kalifornischen Flower Essence Society und der Living Essences of Australia, welche auf mittlerweile über 30 Jahre Gebrauch und Erforschung zurückblicken können.

Weltweit existieren heute schätzungsweise an die 20.000 verschiedene Blütenessenzen, produziert von über 100 professionellen Herstellern[3]. Eine ganze Reihe davon wurden von uns auf besondere Einsatzfähigkeit im Bereich der Geburtsvorbereitung untersucht, bis wir schließlich eine Vorauswahl von weiter zu untersuchenden Blüten trafen, die folgende Kriterien erfüllen sollten:

- es musste bereits Informationsmaterial über Heileigenschaften vorhanden sein (dies trifft für die meisten zu, wenn auch einige Essenzen von uns selbst entwickelt wurden)
- die Heileigenschaften mussten sich in etwa mit den Bedürfnissen der mitarbeitenden Hebammen decken (z.B. wenn verlangt wurde, eine Blütenessenz zur Verfügung zu haben, die die Annahme der Mutterschaft emotional erleichtern sollte, mussten wir die in Frage kommenden untersuchen)
- die Blütenessenzen mussten natürlich jederzeit verfügbar sein (womit eine ganze Reihe exotischer Blüten, die in Mitteleuropa nicht vertrieben werden, herausfielen)
- die Blütenessenzen sollten möglichst aus dem geografischen Umfeld stammen, in dem sie schließlich auch eingesetzt werden sollten (was den Umkehrschluss, sie seien andernorts unwirksam, nicht zulässt, da das Gegenteil bereits bewiesen wurde)
- die Qualität der zur Verfügung stehenden Blütenessenzen musste gleichbleibend hoch sein.

3 die bestdokumentierten ca. 750 sind zu finden in: Dirk Albrodt „Illustrierte Enzyklopädie der Blütenessenzen", Bielefeld 1997

Ein weiteres Kriterium bezog sich auf die Gesamtzahl der von uns ausgewählten Blütenessenzen, denn des Entdeckers der Blütentherapie Dr. Edward Bachs oberstes Ziel der Einfachheit hatte und hat auch für uns Priorität. Am Ende des mehrjährigen Untersuchungszeitraumes, während dessen viele Hebammengruppen die Wirkungen der Blütenessenzen wieder und wieder überprüften, kristallisierte sich eine Auswahl von 21 Blüten heraus.

In der Tat weisen nicht alle Blütenessenzen lupenrein voneinander unterscheidbare Energien auf, vielmehr gibt es Wirkungsüberschneidungen und Ähnlichkeiten – vor allem bei miteinander verwandten Pflanzen, sodass erfahrenen Blütenanwendern einiges in den unten stehenden Beschreibungen der einzelnen Blüten wohl bekannt vorkommen mag. Als Beispiel für eine der Wirküberschneidungen sei an dieser Stelle die Birnblüte genannt. Diese lindert extreme bis panikartige Angst, einen Zustand, den Bachblütentherapeuten mit „Rock Rose" assoziieren, greift darüber hinaus aber auch in mentale Abläufe wie das Kreisen sorgenvoller Gedanken um die Gesundheit anderer, hier: des Ungeborenen, was in der Bachblütentherapie die bewährte Indikation für „Red Chestnut" ist. Zugleich aber arbeitet die Birnblütenessenz am übergeordneten Thema „Mutterschaft". Zusammengefasst wirkt die Birne bei einer vorhandenen Mutterproblematik, vor allem, wenn Sorgen um den Nachwuchs sich zu äußerster Angst steigern können. Wir haben es hier also mit einer Blütenessenz zu tun, die gleich mehrere andere ersetzen kann und somit dazu beiträgt, die Anzahl der in der Geburtsvorbereitung verwendeten Mittel so gering und damit so einfach und überschaubar wie möglich zu halten.

Die 21 Blütenessenzen für Geburtsvorbereitung und -hilfe setzen sich aus solchen zusammen, die bereits lange Zeit als Bachblüten bekannt sind (wie der Doldige Milchstern und die Kiefer), aus weiteren, deren Entdeckung Patricia Kaminsky und Richard Katz von der kalifornischen Flower Essence Society zu verdanken ist (wie die Weiße Schafgarbe und die Kleine Braunelle), andere wurden zuerst von Lila Devi von Master's Flower Essences (heute: Spirit in Nature) ebenfalls in Kalifornien beschrieben (wie Apfel und Birne), während die übrigen schließlich eigene Entdeckungen sind. Alle tatsächlich von uns verwendeten Blütenessenzen wurden jedoch in Europa hergestellt, bis auf die spanische Bougainvillea sogar alle in Mitteleuropa. Obwohl einige der Blütenessenzen bereits gut beschrieben waren, stellten wir während ihrer Untersuchung für unsere speziellen Zwecke doch fest, dass sich die in unseren Breiten hergestellten Blütenessenzen doch leicht, manche sogar erheblich in ihrer Wirkung von den andernorts hergestellten unterscheiden. Darüber hinaus entdeckten wir besondere Anwendungen, von denen wir nicht sicher behaupten können, dass diese unter Verwendung der Blütenessenzen der genannten Hersteller ebenso effektiv sein können, da wir dies nicht überprüft haben. Generell wird es sicher möglich sein, sowohl mit selbst hergestellten Blütenessenzen der genannten Pflanzen zu arbeiten wie mit solchen verschiedener seriöser Hersteller.

Zuweilen wurde hier und da vorgeschlagen, noch die eine oder andere weitere Blütenessenz in dieses System aufzunehmen, da in besonderen Fällen keine dieser Blüten, sondern eine vollkommen andere sich als angemessenste herausgestellt hatte. Obwohl wir natürlich angestrebt hatten, eine in ihrer Wirkung möglichst umfassende Auswahl an Einzelmitteln zu entwickeln, bleibt eine Hundertprozentigkeit sicher nur unter Verzicht auf Überschaubarkeit der Anzahl der Blüten erreichbar. Letztlich haben wir uns auf 21 beschränkt, wohl wissend, dass damit zwar in den allermeisten Fällen wirksame Hilfe zur Verfügung steht, nicht aber in jedem einzelnen. Glücklicherweise jedoch sind Blütenessenzen jedes seriösen Anbieters miteinander kombinierbar, und wir empfehlen jeder Blütenberaterin in Fällen, in denen die hier vorgestellte Anzahl als nicht ausreichend erscheint, auf diejenigen Blütenessenzen zurückzugreifen, mit denen sie bereits vertraut ist und diese mit den „Geburtsblüten“ zu kombinieren. Als besonders geeignet haben sich hierfür die Blütenessenzen der Healing Herbs, England, und der Flower Essence Society, USA, herausgestellt.

Bezugsquellen der hier vorgestellten Blütenessenzen als Geburtsvorbereitungsset finden sich im Anhang dieses Buches.

Schwangerschaft ist keine Krankheit und Geburt ein natürlicher Prozess

Das wissen wir alle. Viele Frauen erleben in der Schwangerschaft ein extremes Maß an Offenheit, Durchlässigkeit, Weichheit, Weiblichkeit und ein Mitschwingen mit der Umwelt, manchmal mit dem ganzen Universum. Das hört sich zunächst großartig an, kann aber auch zuviel sein für die betreffende Frau. Manche wird so sensibel, dass sie kaum mehr die Tageszeitung lesen kann, ohne zu verzweifeln. Sie kann sich schlecht bis gar nicht abgrenzen, alles von außen berührt sogleich Herz und Seele.

Viele nutzen diese Offenheit und horchen in sich hinein, um genau zu erspüren, was ihnen guttut und was nicht. Sie verändern nicht selten ihre Lebenseinstellung oder -gewohnheiten. Dies hilft, enormes Potenzial an Kraft und Mut zu erschließen, das jeder Frau in der Schwangerschaft zur Verfügung steht, was jedoch nicht immer erkannt und genutzt wird, und all das, was auf die Frau in der Zeit der Schwangerschaft an neuen oder alten Themen einstürzen kann, mag eher geeignet sein, sie aus dem Gleichgewicht zu bringen.

Nicht wenige Frauen leiden in Abschnitten, manche sogar den gesamten Verlauf der Schwangerschaft hindurch in unterschiedlichem Ausmaß an den verschiedensten Symptomen. Wir meinen damit nicht den Mythos von der launischen Frau, die ihren Mann in eiskalter Winternacht losschickt, um Erdbeeren zu kaufen, denn das dürfte kein großes Leid bedeuten, zumindest für die Frau nicht. Wir meinen physisches oder psychisches Ungleichgewicht, das der Frau zu schaffen macht, sich vielleicht sogar durch Unwohlsein und Beschwerden bis hin zur Erkrankung zeigt.

Da von einer schwangeren Frau eher erwartet wird, dass sie glückselig ist, fällt es nicht immer leicht, über Unausgeglichenheit, gar über Probleme zu sprechen. Bisweilen steht auch die Angst vor voreiliger Bewertung im Vordergrund („Aha, die Frau erbricht, sie lehnt das Kind insgeheim ab...“). Gleichwohl lassen sich körperliche Probleme leichter äußern als psychische. Notfalls werden „die Hormone“ verantwortlich gemacht und als Problemlösung das Warten auf das Ende der Schwangerschaft bevorzugt. Bedauerlicherweise unterstützen häufig auch Frauenärzte und -ärztinnen diese Einstellung und konzentrieren sich allein auf die Wahrnehmung und Behandlung der körperlichen Ebene.

Frauen, die den seelischen Ursprung einer körperlicher Symptomatik erkennen und dieses auch dem Arzt/der Ärztin mitteilen, ernten oft nur Schulterzucken oder mitleidige Blicke. Wenig überraschend ist das Auftauchen gerader solcher Frauen in der Blütenberatung. Dort bekommen sie die Möglichkeit, sich, was auch immer sie bedrückt, von der Seele zu reden und haben damit schon den ersten Schritt in Richtung Selbstheilung getan.

Wenn von Beschwerden, von Leid, von Ungleichgewicht die Rede ist, können die meisten Frauen, die schon einmal schwanger waren, von eigenen Erlebnissen und Erinnerungen berichten. Andere, nicht wenige, empfinden und empfanden Schwangerschaft und Geburt als vollkommen harmonisch.

Wichtig ist für beide Gruppen, dass das persönliche Erleben in der Blütenberatung nicht bewertet wird. Schwangerschaftsbeschwerden sind als Thema sehr komplex. Oft besteht sowohl im häuslichen wie im beruflichen Umfeld, zuweilen aber auch in der Beratung die Neigung, Frauen in vorgefertigte Kategorien einzuordnen, sie gleichsam in Schubladen zu stecken, was nichts anderes ist, als vorschnell und leichtfertig zu glauben, die tatsächlichen Ursachen eines Symptoms erkannt zu haben. Jede Frau verfügt jedoch über eine ganz persönliche Geschichte, ein individuelles Schicksal und eine ganz persönliche Weise, ihr Leben, ihre Schwangerschaft und die Geburt ihres Kindes zu gestalten. Bei der Arbeit mit Blütenessenzen geht es stets darum, die Frau in ihrer individuellen Situation zu unterstützen und ihr einzigartiges Selbsthilfepotenzial zu stärken - nicht sie zu analysieren, zu bewerten oder zu bevormunden.

An welchen Beschwerden nun leiden schwangere Frauen? Welche Themen drängen sich der Frau auf, und wie kann sie sie bewältigen?

Zum besseren Verständnis folgt hier ein kurzer Überblick über mögliche Schwierigkeiten auf körperlicher und seelischer Ebene. Bei der Arbeit mit Blütenessenzen steht zwar deutlich die Seele im Zentrum der Bemühungen, jedoch bemerken die Frauen häufig zunächst Beschwerden auf der Körperebene, während ihnen ihre seelische Verfassung zuweilen kaum bis gar nicht bewusst ist. Der Alltag bietet oft zu wenig Gelegenheit zum Innehalten.

Zu keiner anderen Zeit im Leben eines Menschen erfährt der Körper eine vergleichbare Veränderung und muss ähnlich große Leistungen vollbringen wie in der Schwangerschaft. Der gesamte Hormonhaushalt stellt sich um, sorgt für Veränderungen im Stoffwechsel, Bänder dehnen sich, Gewebe lockert auf, selbst Knochen verändern sich. Das Herz hat Mehrarbeit zu leisten, um die gesteigerte Blutmenge zirkulieren zu lassen. Die Organe müssen ihre Position verlagern, um Platz zu schaffen für das Kind. Was anfangs mehr im Verborgenen geschieht, wird später am Wachstum von Brüsten und Bauch immer deutlicher: ein neuer Mensch wächst.

Zu Beginn der Schwangerschaft klagen viele Frauen über Müdigkeit, Kreislaufprobleme, Spannungen in den Brüsten, Übelkeit und Erbrechen. Die Reaktionen auf vergleichbare Beschwerden fallen individuell höchst unterschiedlich aus. Während die eine mit großer Geduld auf Besserung wartet, mag die andere vielleicht gereizt reagieren, weil nichts mehr so reibungslos wie früher zu laufen scheint. Gerade das Erbrechen, das die meisten nur aus der Kindheit kennen, ist für ein Großteil der Frauen besonders unangenehm und wird als stark belastend empfunden. Erbricht eine Frau sich nur wenige Male, mag sie dies wohl nicht sonderlich tragisch empfinden, welche Auswirkungen aber hat es, wenn es sich über Wochen oder gar Monate hinzieht und anscheinend durch nichts zu beeinflussen ist? Ebenso wahrscheinlich wie häufig erfolgt ein körperlicher wie seelischer Abbau. Wie nun geht es ihr damit, wie fühlt sie sich, welchen Einfluss hat es auf ihre Lebenssituation etc.? All dies kann, ganzheitlich betrachtet, Hinweise auf geeignete Blütenessenzen und Ansatzmöglichkeiten für ihren optimalen Einsatz bieten. Gesucht werden Blüten für genau diese eine besondere Frau in ihrer ganz persönlichen Situation. Das Augenmerk allein auf die körperliche Symptomatik zu richten, reicht nicht aus, die emotionalen Reaktionen müssen einbezogen werden genau wie die sozialen, familiären und Liebesbeziehungen.

Im weiteren Schwangerschaftsverlauf werden häufig körperliche Beschwerden genannt wie: Wassereinlagerungen, damit verbunden Unbeweglichkeit, Trägheit, Rückenschmerzen, Verspannungen, hoher Blutdruck, Krämpfe, Schlaflosigkeit, Kurzatmigkeit, Schwitzen, Verstopfung, verstopfte Nase, Pilzinfektionen und noch vieles mehr.

Vieles ist einfach nicht zu ändern, frau kann sich nicht schnell im Bett umdrehen, wenn ein riesiger Bauch sie daran hindert; ihr bleibt kaum etwas übrig als akzeptieren, wenngleich es natürlich verständlich ist, dass sich solche Beeinträchtigungen auch auf Stimmung und Einstellung auswirken. Verändert sich jedoch die Einstellung gegenüber einer Beeinträchtigung oder einem Problem, verschwindet manchmal das Symptom wie von selbst.

Neben solchen Beschwerden können allerdings auch tatsächliche Schwangerschaftserkrankungen oder Komplikationen auftreten, deren Behandlung immer in die Hand von Hebammen oder Ärztinnen und Ärzten gehören. Übergänge von leichten Störungen zu behandlungsbedürftigen Krankheiten können fließend und zuweilen nur schwer deutlich auszumachen sein.

Aus diesem Grunde legen wir allen, die mit Blüten in der Schwangerschaft arbeiten, ausdrücklich ans Herz, in unklaren Fällen über die Frau oder auch direkt Kontakt zu Hebamme, Ärztin oder Arzt aufzunehmen. Aus Wassereinlagerung und hohem Blutdruck z.B. kann eine Gestose entstehen, eine lebensbedrohliche Komplikation für Mutter und Kind. Rückenschmerzen können Anzeichen von vorzeitigen Wehen sein. In solchen Fällen sind Blütenessenzen als ausschließliche Behandlung keinesfalls ausreichend.

Blütenessenzen können Kranke und Leidende selbstverständlich über die seelische Ebene unterstützen. Manchmal reicht das aus, in anderen Fällen aber eben nicht. Verantwortlicher Umgang mit Menschen impliziert in unserem Verständnis die Kenntnis und Anerkennung der Grenzen der eigenen Fähigkeiten und Hilfsmittel.

Während die körperliche Ebene der Schwangerschaft immer sehr deutlich sichtbar ist und bei allen Vorsorgeuntersuchungen genauestens beobachtet und protokolliert wird, tritt die seelische Verfassung dagegen sehr in den Hintergrund. Ein Kind zu bekommen, ist ein ebenso einzigartiger Vorgang, wie jede Frau ein einzigartiger Mensch ist. Dennoch lassen sich wenigstens grob wesentliche emotionale Problembereiche eingrenzen und beschreiben, die körperlichen Beschwerden zugrunde liegen bzw. sich gegenseitig beeinflussen können.

Bei einigen davon handelt es sich um hochkomplexe Problematiken, deren Verarbeitung beinahe einer Lebensaufgabe gleichkommt. Frauen schildern gelegentlich, dass sie niemals zuvor mit einer bestimmten Thematik konfrontiert, nun aber durch die Schwangerschaft dazu gezwungen wurden und im günstigsten Fall sehr viel daraus gelernt haben. Häufig sind dies Schattenbereiche, die gern verdrängt werden wie z.B. Tod, Behinderung, Schmerz, Ohnmacht. Andere Themen mögen den Frauen zwar als problematisch bekannt sein, innerlich jedoch abgehakt oder scheinbar vergessen, nun aber werden sie wieder aktiviert, z.B. Schwierigkeiten, deren Ursprung in der Kindheit zu finden ist.

Unsicherheit bewegt viele Frauen in der Schwangerschaft, besonders die Erstgebärenden. Alles ist neu und unbekannt. Sie wissen nicht, wie sie sich verhalten sollen und wollen doch nichts falsch machen. Typisch ist das Lesen vieler Bücher zum Thema, das Ausfragen der Freundinnen, Mütter und Bekannten, oft allein, um dadurch noch stärker verunsichert zu werden. Die Unsicherheit bezieht sich auf alle Bereiche der Schwangerschaft und manchmal würde es reichen, einfach dem eigenen Gefühl oder dem „gesunden Menschenverstand“ zu folgen, um das innere Gleichgewicht wiederzuerlangen. Förderlich sind hierbei Personen, die der Frau Mut machen, dies auch zu tun.

Als größte Stressfaktoren sind *Angst* und *Sorge* zu nennen. Fast jede Frau empfindet zu irgendeinem Zeitpunkt der Schwangerschaft einmal Ängste, auch die mutigste, zuversichtlichste, verwegenste oder coolste.

Tatsächlich sind Schwangerschaft und Geburt ja etwas Unbekanntes und Unberechenbares. Kein Mensch kann garantieren, dass alles gut geht für

Mutter und Kind. Dies jedoch muss nicht zwangsläufig beängstigend sein, sondern entspringt viel eher gewohnheitsmäßigem Sicherheits- bzw. Versicherungsdenken, jenem kleinen Selbstbetrug, der uns vorgaukelt, der Sturm könne uns nichts anhaben, so wir nur dagegen versichert seien.

Je nach Temperament oder auch momentaner Verfassung der Frau kann es sich um „kleine" Ängste oder „große" handeln. Die Bandbreite reicht von Sorgen um die Schwangerschaft (Gewichtszunahme, ist auch alles in Ordnung im Verlauf? Wann wird das Kind kommen?) über die Geburt („Werde ich die Geburt überstehen, muss ich unbedingt ohne Medikamente entbinden, hoffentlich bekomme ich keinen Kaiserschnitt"), bis hin zu der Zeit nach der Geburt („Was wird aus meinem Beruf, kann ich eine gute Mutter sein?").

Gelegentlich werden aus Sorgen auch riesige Ängste bis hin zur *Panik*, das Kind könne behindert sein oder sterben oder die Frau selbst könne die Geburt womöglich nicht überleben. Manchmal besteht in der Tat Anlass zu Sorge und Angst, ein andermal dagegen spielt sich alles nur in der Fantasie ab und ist durch keinerlei Befunde begründet. Das Leid jedoch bleibt dasselbe und wirkt in jedem Fall belastend auf Frau und Kind.

Neben den Ängsten, die die Frau aus sich heraus entwickelt, kommen noch die durch das Umfeld von außen auf sie projizierten.

Bisher wurde der Partner, der Vater des Kindes, noch mit keinem Wort erwähnt, denn was er denkt und fühlt, welche Perspektive er einnimmt, wie seine Reaktionen ausfallen, zurückreflektiert werden und erneut seine Gefühlslage beeinflussen, das alles ist eigentlich ein Thema für sich und würde den Rahmen dieses Buches sprengen. Ungeachtet dessen kann all das, was über die seelische Ebene gesagt wird, zumindest teilweise auf ihn übertragen werden. Auch er muss sich mit der Schwangerschaft anfreunden, muss hineinwachsen, hat seine Ängste und Befürchtungen und – nebenbei bemerkt – noch viel weniger Möglichkeiten, darüber zu sprechen als die Frau. Möglicherweise ist es für ihn das erste Mal, dass er sich mit der Rolle eines Beschützers und Ernährers konfrontiert sieht, ganz gleich, ob er sich dem gewachsen fühlt oder nicht. Die Übernahme einer neuen sozialen Rolle ist nicht für jeden Mann selbstverständlich und einfach. Mag sein, dass er seine eigene Unsicherheit vor seiner Partnerin verbergen will, um sie nicht zu beunruhigen. Vielleicht spürt sie, dass er sich sorgt, doch nur offene und ehrliche Kommunikation kann zur gegenseitigen Entlastung führen.

Keineswegs unterschlagen werden sollen hier aber auch Situationen, in denen die Männer die Verantwortung ablehnen oder ausbrechen. Alles in allem ist die Zeit des Elternwerdens eine sehr bewegte für Mann und Frau, in der manches auch nicht offen auf den Tisch gelegt wird, sondern häufig aus der ungeprüften Annahme heraus gehandelt wird, bestimmtes Verhalten würde von einem erwartet. Beide sind sehr mit sich selbst beschäftigt, da ist das Kind und bei den meisten Männern noch der Karrieresprung, denn mann hat ja jetzt Verantwortung. Es ist fast eine Überforderung für eine Beziehung, das alles zu bewältigen.

Zu den möglichen Belastungen in der Beziehung gesellen sich noch die durch Mütter, Schwiegermütter, Freundinnen, Kolleginnen... . Alle wissen scheinbar mehr über das Thema als die Schwangere selbst und sind jederzeit bereit, ihre meist schlechten Erfahrungen über sie zu ergießen. Nicht immer fällt es leicht, sich dagegen zu wehren und sich abzugrenzen.

Ein weiterer Konflikt ergibt sich aus unserer Sicht teilweise durch die medizinische Versorgung. Das mag zunächst widersprüchlich erscheinen, werden doch die Frauen in Deutschland während der Schwangerschaft optimal betreut. Tatsächlich gibt es immer mehr und präzisere vorgeburtliche Untersuchungen, die Sicherheit verschaffen sollen (KritikerInnen sprechen von der „gläsernen Gebärmutter") und dennoch fühlen sich schwangere Frauen häufig verunsichert und teilweise gar verängstigt durch gerade all jene Tests, Ultraschalluntersuchungen, Routine-CTG's usw. Sie fühlen sich überwacht, abgefertigt, wie eine Sache behandelt. Scheinbar geht es ausschließlich um das Kind als Objekt des Interesses, nicht aber um sie als Person. Schwangerschaft und Geburt verlieren dadurch an Natürlichkeit, verwandeln sich in mechanisch-technische Vorgänge außerhalb biologischer Kontrolle und nehmen etwas Gefährliches, anscheinend nur durch Technologie Beherrschbares an. Die Frauen im Kurs glauben oft nicht an ihre Gebärfähigkeit, sie können sich nicht vorstellen, dass ihr Körper ganz aus eigener Kraft ein Kind gebären kann. Warum sonst sollten all diese Verfahren und Eingriffe sowohl im vorgeburtlichen Raum als auch bei der Geburt selbst nötig sein? Den Grund dafür suchen die Frauen allzu oft zuerst bei sich selbst, als stimme etwas bei ihnen nicht. Ihnen fehlt das Selbstvertrauen. Und es ist nicht einfach, ihnen im Kurs eine Ahnung davon zu vermitteln.

Unser Anliegen ist nicht, auf Biegen und Brechen eine natürliche Geburt zu propagieren oder den Einsatz von Technik zu verteufeln, sondern unsere Kritik bezieht sich auf die Routinebehandlung und -überwachung der

Frauen, die sie zum Objekt degradiert und ihnen den Freiraum für Selbstbestimmung nimmt. Der Eindruck, als ginge es speziell bei der Geburt im Krankenhaus in erster Linie um die Sicherheitsansprüche des medizinischen Personals, lässt sich nicht immer ganz ausschließen. Immer steht auch die Angst im Raum, dass „etwas" bei der Geburt passieren könnte, was nicht nur unerwünscht ist, sondern zugleich rechtliche Folgen nach sich zöge. Am Ende verliert das Erleben der Frau jegliche Priorität.

Das *Gefühl der Überforderung* wird häufig genannt, wenn nach Beeinträchtigungen während der Schwangerschaft gefragt wird. Die Gründe dafür sind mannigfaltig. Es kann sein, dass die Frau alleinstehend ist oder der Mann sich nicht so einbringt, wie sie sich das wünscht. Da können schon andere Kinder sein, die die Frau zu versorgen hat, mangelnder Schlaf, körperliche Anstrengungen, Berufstätigkeit, die Last der Verantwortung, ein Kind in sich zu tragen, zu nähren, zu schützen, gesund leben zu müssen, trotz all der Umweltbelastungen etc.; all dies kann das Gefühl der Unzulänglichkeit bzw. Überforderung stärken.

In Vorbereitungskursen erleben wir manchmal Frauen, deren Wunsch, alles richtig machen zu wollen, sie zu schier übermenschlichen Anstrengungen zwingt. Die Kehrseite dieses *Perfektionsdranges* stellen nicht selten *schlechtes Gewissen* und *Schuldgefühle* dar. Die Frauen plagt dann der Eindruck, es reiche nicht aus, was sie tun oder was sie sind. Sie müssen noch öfter mit dem Baby im Bauch sprechen, dürfen keine Träne vergießen, damit das Kind nicht schon im Mutterleib frustriert wird, müssen regelmäßig Gymnastik machen, müssen, müssen, müssen.

Die Einstellung zum eigenen Körper bietet ein weiteres mögliches Konfliktfeld, ein oberflächlich betrachtet typisch weibliches Phänomen. Selten finden sich Frauen wirklich richtig schön. Einigen gelingt es gerade in der Schwangerschaft, andere können die drastischen Veränderungen ihres Körpers kaum ertragen. Entweder sie finden sich selbst hässlich mit dem dicken Bauch und den großen Brüsten oder aber sie befürchten, für den Partner unattraktiv zu sein. Stellen sich zu allem Unglück auch noch Pickel, Krampfadern, Schwangerschaftsstreifen, Wassereinlagerungen o.ä. ein, scheint manchen kein Versteck mehr sicher genug, in das sie sich am liebsten verkriechen würden. *Scham* spielt hinein, auch wenn es schwer nachvollziehbar erscheint, wird doch immer stillschweigend vorausgesetzt, jede Frau müsse einfach stolz sein auf ihr schwangeres Aussehen. Dem ist nicht so.

Gesellschaftlich hat sich an der Einstellung zu Schwangerschaft wenig geändert. Betrachten wir, wie schwangere Frauen sich früher kleideten, wird deutlich, wie störend dieser sichtbar gewordene Ausdruck der Sexualität empfunden wurde: der Bauch wurde kaschiert und versteckt. Besonders für sehr junge, ältere oder alleinstehende Frauen muss dies eine besondere Belastung gewesen sein. Jeder konnte sehen, dass sie „so was" tut. Heute darf eine Frau ihren Bauch zwar zeigen, dies ist jedoch nicht damit gleich bedeutend, dass sie das auch will. Schamgefühle betreffen darüber hinaus weit mehr als das Sichtbarwerden eines schwangeren Bauches.

Häufig tauchen sie im Zusammenhang mit gynäkologischen Untersuchungen auf, spätestens aber mit der Geburt, wenn wechselndes Personal die Frau vaginal untersucht, jemand anwesend ist, während sie abführt o.ä. Dies ängstigt viele Frauen auch schon im Vorfeld. („Was ist mit meiner Intimsphäre, bin ich nicht total ausgeliefert, behalte ich meine Würde?")

Im Zusammenhang mit Scham und dem Annehmen des eigenen Körpers steht selbstverständlich die *Sexualität*. (In der deutschen Sprache ist das bedauernswerterweise so angelegt: Schamhaare, Schamlippen). In unserem christlich-kulturell geprägten gesellschaftlichen Umfeld wie auch in Regionen, in denen andere Glaubensrichtungen bestimmend sind, wird Sexualität ausschließlich als Geschlechtsverkehr zum Zwecke der Zeugung eines Kindes verstanden. Da liegt es nahe, dass manche Menschen sich schämen, wenn sie es auch darüber hinaus wagen, womöglich gar mit Lust. Aus Fortbildungen zum Thema Sexualität in der Schwangerschaft und nach der Geburt wissen wir, dass sich das bis heute nicht so gravierend geändert hat, trotz der „sexuellen Revolution", die angeblich stattgefunden hat.

In der Sexualität bestehen nach wie vor Unsicherheit und Hemmungen, obschon die Medien jede erdenkliche Spielart aufgreifen und ihren Möglichkeiten entsprechend aufbereitet präsentieren. Dies jedoch hat weniger mit Sexualität als vielmehr mit Quotendruck zu tun. Denn gut scheint es den meisten Menschen mit ihrer Sexualität trotz alledem nicht zu gehen.

Schwangerschaft und Geburt sind immer ein sehr sexuelles Thema, nicht nur, weil es um denselben Körperbereich geht, sondern weil das Sichöffnen, Sichhingeben, Loslassen u.v.m. so wichtig sind – genau wie in der befriedigenden Sexualität. Schafft es die Frau, sich im Alltag auf den Prozess des Loslassens einzulassen, stehen die Chancen gut, dies auch in der Geburt zu können.

Wenn wir von Sexualität sprechen, meinen wir selbstverständlich den gesamten Bereich von lustvollem Sein mit Körper, Geist, Seele und allen Sinnen, ob mit oder ohne Partner.

Grundsätzlich reagiert jede Frau anders auf die Schwangerschaft. Durchaus überprüfenswert ist die Mär von der sexuellen Lustlosigkeit der Frauen während der Schwangerschaft. Unterschiedliche Ursachen können, wenn es denn der Fall sein sollte, hierfür verantwortlich sein, möglicherweise die Unbeweglichkeit und Schwerfälligkeit, vielleicht die Müdigkeit, vielleicht aber war auch Sex mit dem Partner einfach langweilig, sodass sich gut darauf verzichten lässt. Andere Frauen fühlen sich dermaßen weiblich, potent und vor Kraft strotzend, dass sie Sex genießen, wollen, brauchen. Egal wie, Hauptsache, es geht ihr gut. Findet sie damit bei ihrem Partner befriedigende Resonanz – empfehlen wir den Verzicht auf sämtliche Blütenessenzen.

Weiblichkeit und Mütterlichkeit, Sexualität und Schwangerschaft können für die Frauen zueinander im Widerspruch stehen, besonders unter Einbeziehung ihrer Partnerbeziehung und der Einstellung ihres Freundes oder Mannes zu beidem.

Betrachten wir einen Begriff wie „Vollblutweib“, dann ist damit wohl eine Frau gemeint, die ihr gesamtes Potenzial zum Einsatz bringt. Sie ist stark, verführerisch, sexy, frech, wild, was jede und jeder in den Begriff hineininterpretieren mag. Stellt man das Wort „Vollblutmutter“ dagegen, verändert sich das Bild. Fürsorglich und liebevoll darf sie schon sein, aber erotisch? Zwischen diesen beiden Polen bewegt sich vielleicht eine Frau, die Mutter wird oder ist. Wie wäre eine Mischung aus beidem? Wo dieser innere Zwiespalt besteht, existiert zwar ein Problem, aber auch die Chance, mit Hilfe von Blüten zur Ganzheit zurückzukehren.

Umfeld, moralische, gesellschaftliche Hintergründe und auch die Erlebnisse mit der eigenen Mutter oder anderen weiblichen Vorbildern bestimmen die innere Einstellung mit. Analog übertragen lässt sich all das Gesagte auf den potenziellen inneren Konflikt Mann-Vater.

Dicht geknüpft an Weiblichkeit und Mütterlichkeit ist für viele Frauen auch die Frage der Berufstätigkeit.

Für jeden Menschen findet irgendwann im Leben eine *Identitätssuche* statt, bei der es darum geht, was jemand aus seinem Leben macht und wie es gestaltet werden soll. Nicht wenige Männer entwickeln relativ schnell eine berufliche Perspektive und daraus wiederum eine berufliche Identität, die sich anschließend kaum mehr ändert. Für Frauen geht es da anders. Sie kalkulieren ein, irgendwann auch Mutter zu werden und damit ihren beruflichen Weg zu unterbrechen, sich evtl. umzuorientieren oder sogar ganz aus dem Berufsleben auszusteigen. „Moderne Frauen" versuchen, alles unter einen Hut zu bringen. Alleinerziehende müssen es sogar.

Meist so ab dem 35./40. Geburtstag kommt dann ein Innehalten und Reflektieren, ob das jetzt alles gewesen sein soll. Ausgelöst oder begleitet wird dieses Überdenken des eigenen Lebensweges nicht selten von wichtigen biografischen Ereignissen wie schweren Krankheiten, Tod der Eltern oder anderen Verlusterlebnissen. An dieser Stelle entsteht nicht selten ein Kinderwunsch in denen, die bisher die persönliche Priorität in der Karriere sahen, während bei den Übrigen der Wunsch aufkommt, aus der Familie auszubrechen bzw. sich endlich wieder um den Beruf zu kümmern.

Oft geraten Frauen in diesem Alter unter einen enormen Druck, weil sie ihre biologische Uhr ticken fühlen. Kinderkriegen wird zum Stress, manche geraten derart in Not, das Thema endlich zu bewältigen, dass sie letztlich überhaupt nicht schwanger werden können.

Sehr viele Probleme, die sich in der Schwangerschaft stellen können, beeinflussen natürlich auch die Geburt, manches setzt sich noch danach fort. Die Schwierigkeit bis Unfähigkeit, im rechten Moment einfach loslassen zu können, kann zu sich lange hinziehenden Geburten führen, weil der Muttermund sich nicht öffnen kann vor lauter Angst und Anspannung. Eine Variante desselben sind Stillprobleme, wenn die Milch einfach nicht fließen kann.

Auf die Geburt bezogen äußern Frauen hauptsächlich:

- Angst vor Schmerzen und Komplikationen
- Angst vor körperlichen Verletzungen (Kaiserschnitt, Dammnaht)
- Angst die Kontrolle zu verlieren, sich zu blamieren und damit verbunden auch ihre Würde verletzt zu sehen
- Angst zu versagen und verurteilt zu werden
- Angst vor Abhängigkeit und Ohnmacht, Verlust der Eigenständigkeit
- Angst allein zu sein
- Angst vor dem Krankenhaus überhaupt

Betrachtet man die Routine bei Krankenhausgeburten, so sind die o.g. Befürchtungen durchaus berechtigt. Darin liegt u.a. der Grund, warum immer mehr Frauen oder Paare sich eine freie Hebamme suchen, die die Geburt begleitet und die Wünsche aller Beteiligten berücksichtigt.

Die Qualitäten und Einsatzmöglichkeiten der Blütenessenzen

Apfel | Malus domestica

Stichworte	Leichtigkeit, Beweglichkeit, Ganzheit, Schönheit
Kurzbeschreibung	Für müde, träge und schwerfällige Menschen, steigert Motivation und sowohl körperliche wie mentale Energie

Porträt der Pflanze

Der Apfelbaum gehört zu den Rosengewächsen. Er ist ein kleiner bis mittelgroßer Baum, wird zwischen 10 und 15m groß und erinnert von seiner Silhouette her an die Form seiner Früchte. Der bei uns so beliebte Kulturapfelbaum, der in beinahe jedem Garten anzutreffen ist, liebt unser gemäßigtes Klima, er ist, außer in den kalten Regionen der Erde, in Züchtung und Wildform weltweit verbreitet. Ursprünglich entstand er aus verschiedenen Wildformen, von denen eine einheimische, nämlich der Holzapfel (Crab Apple), bereits als Bach-Blütenessenz Verwendung fand, die übrigen stammen aus dem asiatischen Raum. Die Blüte fällt in den April und Mai, die fünf weißen Blütenblätter sind auf der Außenseite oft rosa getönt, was von der Signatur her auf eine Verbindung von Herz und Inspiration hinweist. Der Apfelbaum gehört zu den ältesten von Menschen genutzten Bäumen überhaupt. Er ist relativ anspruchslos, was die Bodenbeschaffenheit betrifft, allein Frost mag er nicht, dieser zerstört die Blüten und damit die Fruchtbildung. Sammelzeit der Früchte ist sortenabhängig zwischen August und Oktober.

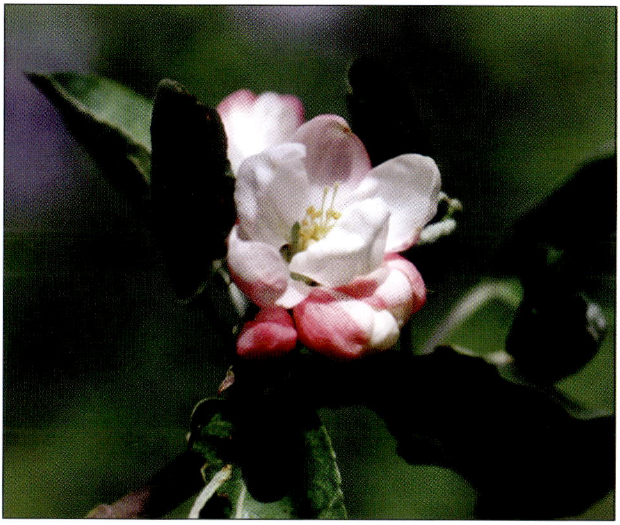

Hintergrundinformation

Der Frucht des Apfelbaumes wird seit jeher große Symbolkraft zugeschrieben, sie spielt eine große Rolle in Legenden, Märchen (z.B.als vergifteter Apfel in Schneewittchen), Religion (siehe Martin Luthers Spruch vom Pflanzen eines Apfelbäumchens) und Politik (z.B. als Reichsapfel). Im keltischen Baumhoroskop sind die Tage vom 23. 12. bis 1.1. und die vom 25.6. bis 4.7. Tage des Apfelbaums, dieser besitzt für die dann Geborenen eine besonders Bedeutung. Im Heilpflanzenhoroskop gilt der 31. Dezember als Geburtstag der Apfelbaummenschen.

Steinalt ist der Apfelbaum im wahrsten Sinne des Wortes: von Archäologen gefundene und untersuchte Speisereste aus der Steinzeit deuten darauf hin, dass der Apfel bereits damals zur Ernährung der Menschen diente.

Altes Volkswissen sagt, dass der Apfelbaum unter dem besonderen Schutz der Götter steht, da er von Blitz und Donner nicht getroffen wird. Wenn die Helden ins Walhalla treten, wird ihnen zuerst ein Apfel geboten, der ihnen ewige Schönheit, Kraft und Jugend garantieren soll. Der wilde Apfel war seit alters her in Deutschland und Europa beheimatet, durch Veredelung mit von den Römern aus Asien eingeführten Reisern entstanden Hunderte von köstlichen Sorten, eine Vielfalt, die heute allerdings leider wieder auf nur wenige „handelsfähige“ Sorten geschrumpft ist, da die Bürokraten der Europäischen Union der Überzeugung sind, die Natur normieren zu müssen und mit der Bezeichnung als „nicht verkehrsfähig“ zu deren Ausrottung aufgrund ihrer schwarzen Punkte oder des zu geringen Durchmessers beitragen. Hätte es in der Steinzeit bereits Beamte gegeben, die Menschheit wäre wohl bereits wegen Nahrungsmangels ausgestorben. Vermutlich erzürnt dies den Erfinder des Apfelbaumes, einige seiner Freunde dagegen inspiriert es, in ihren eigenen Gärten wenigstens einem Teil der Vielfalt das Überleben zu sichern.

In der Naturheilkunde verschreibt man gerne Apfelmost oder auch Apfelwein zur Reinigung, Kräftigung und Umstimmung des gesamten Organismus. Beide sind gut verträglich, appetitanregend und verdauungsfördernd. Der Vitamin C Gehalt bietet Infektionsschutz. Husten und Heiserkeit, Fieber, Steinkrankheiten und Gicht wurden früher mit zubereiteten Äpfeln, z.B. gebraten, als Tee oder als Saft behandelt.

Noch im vergangenen Jahrhundert pflegten Familien die Sitte, zu jeder Geburt dem Kind einen Apfelbaum, sozusagen als Lebensbaum, zu pflanzen. Die Kinder lernten, für „ihren“ Baum Verantwortung zu übernehmen, sodass er einen Teil zu ihrem Erwachsenwerden beitrug. Zudem zog man aus der Art seines Wachstums und aus seinem Gesundheitszustand Rückschlüsse auf das Leben „seines Kindes“. Heute wird dieser Brauch nur noch von wenigen betrieben. Wie schade!

Bedeutung hat der Apfel in der Mythologie allerdings auch als „Zankapfel“: König Peleus lud zu seiner Hochzeit mit der Meeresgöttin Thetis alle Göttinnen und Götter ein. Darunter befand sich auch die Göttin der Zwietracht. Diese tat, was sie tun musste: sie warf einen goldenen Apfel mit der Aufschrift „Der Schönsten“ in die bis dahin noch fröhliche Versammlung. Da nun jede der anwesenden Göttinnen sogleich Anspruch darauf erhob, war schnell der größte Zank im Gange. Als schließlich Aphrodite den Apfel bekam, waren die übrigen Göttinnen bereits so aufgebracht, dass ihre Feindschaft großes Unheil, unter anderem den Untergang Trojas brachte. Offenbar spielt der Apfel auch seine Rolle beim Thema Eitelkeit und deren Kränkung.

Rote Äpfel werden noch heute im Nordiran Verwandte, Freunden und Nachbarn als offizielle Einladung zu einem bevorstehenden Hochzeitsfest überreicht.

Fruchtbarkeit ist ein weiteres Thema, das mit dem Apfel assoziiert ist, so heißt es, dass nach einem Jahr, das reichhaltige Apfelernte brachte, im folgenden viele Jungen geboren werden, während eine reiche Birnenernte auf Mädchengeburten schließen ließ.

Porträt der Blütenessenz

Allgemein

Apfelblütenessenz besitzt Yang-Charakter, steht also für die „männliche" Form der Energie. Die Chakren, zu denen der Apfel in Beziehung steht, sind das Kehl- und das Sakral-Chakra.

Apfelblütenessenz steht für das Umsetzen von Gedanken in eine Form, so können Gedanken an Ärger und bittere Erlebnisse sich als energetisches Ungleichgewicht im Körper niederschlagen. Solche Gedanken sind häufig das Ergebnis der Überzeugung, es fehle etwas, um glücklich zu sein, was wiederum verhindert, dass man seiner eigenen Ressourcen überhaupt gewahr wird. Das Vertrauen dagegen, dass es von allem, was man benötigt, nicht nur ausreichend, sondern gar im Überfluss gibt, legt die Grundlage für die Rückkehr in einen energiereichen Zustand. Die durch Energiemangel verursachte Schwerfälligkeit weicht einer durch Optimismus vermittelten Leichtigkeit.

Diese Blütenessenz lässt sich gut bei längerfristigen Störungen einsetzen, bei lang anhaltender Verstimmung und Verbitterung, bei Unzufriedenheit mit sich selbst, mit dem eigenen Körper und vor allem der Haut. Die auf das Negative ausgerichtete Perspektive kann sich in Affektionen von Stirn- und Kieferhöhlen auswirken, auch auf die Ohren. In solchen Fällen ist es angezeigt, die Apfelessenz bei der betreffenden Person auszutesten.

Besonders günstig für die äußere Anwendung ist der Punkt 3 des Herzmeridians, er wird auch als Punkt der Freude am Leben bezeichnet. Ansonsten hat die Apfelessenz sowohl zum Konzeptions- wie zum Gouverneursgefäß eine Beziehung.

Persönlich

Wenn Sie sich schwer und schwerfällig fühlen, müde und desinteressiert, abgeschlafft und träge und irgendwie überfordert, dann könnten Leichtigkeit, Lust und Optimismus als energetische Qualitäten Ihnen wieder zu mehr Lebendigkeit und Spaß am Leben verhelfen. Genau diese Qualität bringt Ihnen die Apfelessenz durch ihre spezifische Energie, die Sie förmlich neu auflädt und Ihnen damit gleichzeitig mehr geistige und körperliche Beweglichkeit verschafft.

Der Apfel hilft Ihnen, rund oder ganz zu werden – haben Sie dem widersprechende innere Überzeugungen, verhilft Ihnen der Apfel, diese als nicht den Tatsachen entsprechend zu erkennen, Sie entdecken Ihren inneren Reichtum. Und Ihre äußere Schönheit. Die mit der Apfelessenz zurückgewonnene Ganzheit und Lebendigkeit ist Stimulans für Ihr Immunsystem. Der inneren Ausgeglichenheit folgt die körperliche Gesundheit. Lebensfreude, Lust an Körperlichkeit und Bewegung und auch auf Sex können durch die Apfelessenz angeregt werden. Der Apfel symbolisiert Ganzheit, Vollkommenheit, Schönheit und Energie, er hilft Ihnen, sich selbst anzunehmen und schön zu finden statt plump und unförmig – Ihrem Partner übrigens auch. Die Apfelblüte versöhnt Sie auch mit Ihren inneren männlichen Anteilen.

Bezug zu Schwangerschaft und Geburt

- erleichtert die körperliche Umstellung zu Beginn der Schwangerschaft
- erleichtert die emotionale Anpassung an hormonelle Veränderungen
- lässt zu den eigenen Wünschen und Bedürfnissen stehen und hilft bei deren Verwirklichung
- transformiert eine negative Erwartungshaltung
- hilft den sich verändernden Körper annehmen und schön finden zu können, sich wohlfühlen zu können, Bewegung zu genießen, Lust an körperlichen Erfahrungen zu empfinden
- hilft bei innerem Ungleichgewicht während der Schwangerschaft, das sich auf der körperlichen Ebene z.B. als Störung des Wasserhaushaltes bemerkbar macht – Verwendung des Punktes Konzeption 11
- bei Energiemangel, Langeweile, Müdigkeit und mentalen Durchhängern, schafft Motivation
- bei Schwierigkeiten, richtig durchatmen zu können
- nach der Geburt, um körperlich schnell wieder ins Lot zu kommen und sich wohlzufühlen

Birne | Pyrus communis

Stichworte	Innerer Frieden, Mutterschaft
Kurzbeschreibung	Bringt inneren Frieden in Situationen, in denen man befürchtet, die Kontrolle zu verlieren. Lässt in sich ruhen. Tröstende, mütterliche Essenz. Sorgenblüte

Porträt der Pflanze

Der Birnbaum gehört zu den Rosengewächsen. Er wird bis zu 20m hoch, Blütezeit ist April und Mai. Die Blüten erscheinen in Büscheln, besitzen 5 Blütenblätter von weißer Farbe, die zwischen 1,5 und 2,5cm lang werden. Sie öffnen sich bereits, bevor sich die Blätter vollständig entfaltet haben. Birnbäume benötigen nährstoffreichen, lockeren Boden, der gut durchlüftet wird. Die Form des Baumes deutet wie beim Apfelbaum die Form der Früchte an.

Hintergrundinformation

Wie lange es Birnbäume schon gibt, lässt sich kaum sagen. Schon die Babylonier sollen ihn gekannt haben, bei Homer fand er lobende Erwähnung.

Ein ganz normale Gartenbirnbaum, gewachsen in einem ganz normalen Garten in ländlicher Umgebung, diente zur Herstellung dieser Birnenblütenessenz – und brachte als solche bereits erstaunliche Heilerfolge zuwege. So erweist sich, dass die Pflanzen, die in unserer unmittelbaren Umgebung wachsen – auch kultivierte – ebenso spirituelle und heilende Energien besitzen wie die allgemein bevorzugten Wildpflanzen, vorausgesetzt, sie werden liebevoll behandelt und nicht mit der Giftspritze traktiert. Ursprünglich stammt der Birnbaum vermutlich aus dem asiatischen Raum, er wurde aus der Holzbirne gezüchtet, die Dornen trägt und hier und da auch heute noch zum Zwecke der Wildfütterung gepflanzt wird. Es gibt ebenso wie beim Apfelbaum unzählige Varianten, die leider nur noch in einzelnen privaten Gärten gepflegt werden, weil sie irgendwelchen festgelegten Normen für den Verkauf nicht entsprechen, und so hätten auch die Früchte „unseres" Birnbaumes aufgrund seiner Nichtanpassung an EU-Normen sicher nicht die geringste Chance, Abnehmer zu finden auf dem europäischen Markt, sind halt etwas kleiner und haben manchmal Flecken. Uns jedoch schmecken sie gut, und die Wirkung der Blütenessenz hat schon manchen verblüfft.

Symbolisch steht der Birnbaum für Reinheit und selbstlose Liebe, den Archetyp der Mutter, laut C.G.Jung den mächtigsten Archetyp überhaupt. Die Mutter hat Macht, sie kann Leben schenken. Zu Zeiten, in denen die Menschen nicht um den Zusammenhang von Sexualität und Fortpflanzung wussten, war die Mutter das Oberhaupt der Familie. Statuetten aus der Steinzeit zeigen zu 90% weibliche Figuren, einige davon mit so ausgeprägt weiblichen Formen, dass sie heute noch bzw. wieder als Symbol für die Arbeit der Hebammen verwendet werden.

Der Birnbaum war laut altgermanischer Überlieferung der Sorgenbaum, an den man sich wandte wie an die beschützende Mutter. Man konnte ihm im Gebet seine Sorgen, Gebrechen und Krankheiten abgeben oder ihm gar körperliche Ausscheidungsprodukte durch Löcher in der Rinde übergeben, dies sollte zum Beispiel eitrige Geschwüre heilen. Es gab auch den Brauch, bei der Geburt eines Mädchens einen Birnbaum zu pflanzen, der mit dem ersten Badewasser des Kindes gegossen wurde, um sich des Schutzes und der Sorge des Baumes für das Mädchen zu vergewissern.

Die Holzbirne, die, wie bereits erwähnt, heute noch als Wildfutter Verwendung findet, diente bereits zur Steinzeit den Menschen als Nahrungsmittel, wie Forscher anhand von Funden von Speiseresten belegen konnten.

Birnen sind ein beliebtes Obst, das aufgrund des geringen Säureanteils auch magenempfindlichen Menschen Freude macht. Sie besitzen die Vitamine C und B2, Eisen, Kalium und weitere Mineralien und überdies viel Zucker, was sie zu einer wertvollen Nahrungsquelle macht. Sie wirken blutreinigend, desinfizierend und harntreibend.

In Gertrude Jobes „Dictionary of Mythologie, Folklore and Symbols" wird der 17. August als Geburtstag der Birnbaumkinder genannt, die gemäß dem traditionellen Horoskop zum Sternzeichen Löwe zählen.

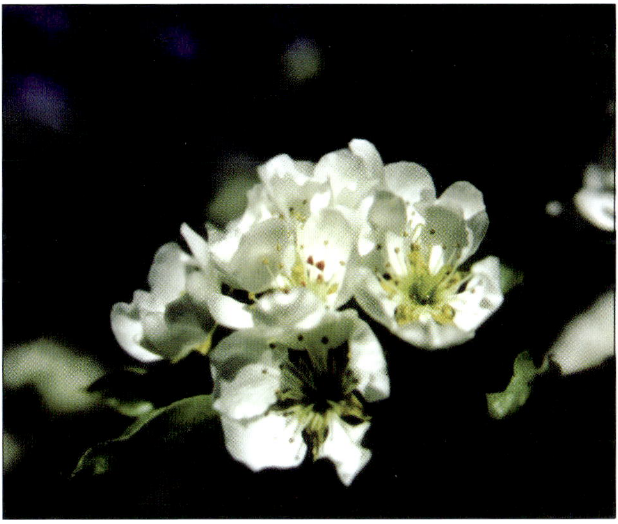

Porträt der Blütenessenz

Allgemein

Die Birnenessenz ist zuständig für den inneren Frieden. Sie wird entsprechend genau dann eingesetzt, wenn dieser gestört ist, also in Zeiten inneren Aufgewühltseins, bei emotionaler und/oder körperlicher Krise. Aus diesem Grunde ist diese Blüte auch Bestandteil unserer Notfallmischung (siehe Blütenhilfe). Sie bringt das innere Gleichgewicht zurück, wenn es, wodurch auch immer, aus dem Lot geraten ist. Das kann durch jede tatsächliche Notsituation geschehen, wie Unfall, Krankheit oder auch eine Geburtskomplikation sie herbeiführen kann. Das kann aber ebenso gut durch Grübelei oder unablässiges Sichsorgen hervorgerufen werden. Kennzeichnend für eine „Birnenindikation" ist in jedem Fall die übergroße nervale Spannung, die sich bis zur Panik steigern kann.

Neben der beruhigenden und friedenbringenden Eigenschaft in Notsituationen und dem Loslassen drückender Sorgen soll noch die besondere Bedeutung der Birnenblütenessenz für schwangere und gebärende Frauen betont werden. Sie erleichtert Erstgebärenden die Annahme der neuen sozialen und psychologischen Rolle als Mutter, schließlich handelt es sich dabei um eine umwälzende Neudefinition der eigenen Rollenidentität. Zum anderen wirkt sie deutlich ausgleichend und harmonisierend, wenn die Schwangere unbewusst etwas „zum Kotzen" findet, wenn sie das Kind vielleicht ablehnt oder die Partnerschaft nicht in Ordnung ist oder die finanzielle Absicherung zum Leben für eine weitere Person einfach fehlt. Es liegen mittlerweile sehr viele Berichte über die Wirkung der Birnblüte bei scheinbar unstillbarem Schwangerschaftserbrechen vor.

Sie wirkt also zentrierend und bietet verletzlichen und in Not bis Panik befindlichen Menschen Schutz und inneren Halt. Sie beruhigt übermäßige Erregbarkeit, lindert Verspannungen im Beckenbereich und wirkt vor allem auf das erste und zweite Chakra.

Ähnlich wie die Apfelblütenessenz ist sie ein großer Energielieferant, allerdings im Gegensatz zu deren Yang- befördert sie Yin-Energie, was einige Hebammen während ihrer Erforschungszeit dazu veranlasst hat, beide Blüten obligatorisch gemeinsam jeder der von ihnen betreuten Schwangeren zu geben.

Hilfreich ist der Einsatz dieser Blüte nicht nur bei Konflikt um die eigene Mutterschaft, sondern auch bei solchen mit der eigenen Mutter, die die Probleme ihrer Tochter nicht begreifen kann (während bei Mutter-Sohn-Konflikten eher an Rosmarin zu denken ist). Mütter, deren Töchter selbst Mutter werden, entwickeln gelegentlich eine egozentrische Sichtweise, die wenig Verständnis für ihr Kind, die jetzt Schwangere, zulässt. Die Schwangere findet mit ihren Wünschen und Bedürfnissen keinen Zugang zu ihrer Mutter, die sie - bewusst oder nicht, gewollt oder nicht - von sich abprallen lässt wie von einer unsichtbaren Gummiwand. Auch bei Groll auf die allzu narzisstisch veranlagte Mutter, die ihre Kinder als ihr persönliches Werk betrachtet, als Subjekt eigener Erfüllung, als Spielzeug und/oder Mittel zum Zweck benutzt und für ihre Grandiosität Dankbarkeit und Unterwerfung verlangt und erwartet, kann Birne innerlich beruhigen. Will sich die Tochter endlich abnabeln und eine erweiterte Perspektive des Verhältnisses zu ihrer Mutter erreichen, ist die Birnenblüte das Mittel der Wahl.

Im umgekehrten Fall, wenn die Tochter ihrer Mutter keinerlei Verständnis entgegenbringt, sich belästigt und bedrängt fühlt und die Absichten ihrer Mutter nicht von ihren Handlungen und deren Auswirkungen trennen kann, kann die Birne das schiefe Bild ebenfalls wieder zurechtrücken.

Persönlich

Sind Sie vielleicht genervt, weil Sie nicht mehr all das tun können, wonach Ihnen der Sinn steht, weil Sie bei allen Vorhaben die Gedanken an das Baby durch den Kopf geht? Würden Sie gerne ein Glas Wein trinken und verkneifen es sich und sind Ihrem „Untermieter" insgeheim böse deswegen? Oder Sie trinken es und haben gleich ein schlechtes Gewissen? Fühlen sich eingeschränkt und empfinden die Schwangerschaft wie eine Zwangsjacke? Versuchen Sie es dann doch mal mit Birnentropfen, sie könnten Sie mit Ihrer jetzigen Situation versöhnen.

Helfen können sie Ihnen auch, wenn Sie sich andauernd Sorgen machen wegen Feinstaub in der Luft und Spritzmitteln im Essen, möglicherweise notwendigen Medikamenten und was es noch alles gibt, das einem ungeborenen Kind zu schaffen machen kann. Oder weil es Ihnen nicht gelingt, mit dem Rauchen aufzuhören – Rauchen ist sicher schädlich für die noch nicht Geborenen, ein schlechtes Gewissen ist es durch seinen Einfluss auf das Hormonsystems jedoch ebenso. Vielleicht quält Sie Schlaflosigkeit, weil Ihr Arzt Ihre drängenden Fragen entweder gar nicht oder nichtssagend oder gar nur mit diesem merkwürdigen Gesichtsausdruck beantwortet hat, weil Sie in irgendeiner Zeitschrift furchterregende Artikel über Missbildungen gelesen haben oder alle Welt Ihnen erzählt, wie schrecklich es ihr während der Schwangerschaft oder – schlimmer noch: der Geburt erging. Vielleicht packen sie Sie in Watte, schieben Ihnen andauernd Stühle unter und geben Ihnen das Gefühl, behindert zu sein und nicht richtig mitmachen zu dürfen, auch wenn Sie sich durchaus in der Lage dazu fühlten. Und dann lassen Sie Ihre finsteren Visionen nicht mehr los und lassen Sie nervös werden und hektisch und unsicher.

Ein Fall für die Birne.

Sie soll Ihnen die Angst nehmen und die Ruhe zurückgeben, sie soll Ihnen helfen, Ihr Kind anzunehmen wie Ihre neue soziale Rolle. Und sie soll Ihnen den inneren Frieden bringen, wenn Sie schier zu zerspringen glauben vor Angst, ja vor Panik, wenn Sie das alles kaum noch aushalten zu können glauben und vollkommen aus Ihrer Mitte geraten sind. Das kann sowohl geschehen, wenn Sie als Schwangere das Kind eine Zeit lang sich nicht bewegen gefühlt haben, genauso wie wenn es später nach Schulschluss nicht zur abgesprochenen Zeit zu Hause erscheint.

Oder wenn Sie sich Ihres Partners nicht sicher sind, obschon er Ihnen seine Für- und sonstige Sorge immer wieder versichert. Sie könnten auch fürchten, dem allem überhaupt nicht gewachsen zu sein, der Verantwortung, der körperlichen Inanspruchnahme, dem... ach, überhaupt allem!

Mag sein, Ihnen bereitet Ihre eigene Mutter Probleme, die alles viel besser weiß, schließlich hat sie Ihre jetzige Erfahrung schon längst gemacht und lässt Sie das auch wissen. Womöglich mehr als einmal. Und Sie könnten beinahe verrückt werden, wenn Sie noch einmal „ich will doch nur dein Bestes" oder Ähnliches hören.

Dann hilft Ihnen die Birnenblüte, die Beine hochzulegen, sich auszuruhen und zu entspannen; soll die Welt doch denken, was sie will, jetzt geht's einfach mal um Sie selbst und darum, dass es Ihnen gut geht, Sie sich wohlfühlen und die beste Art herausfinden, wie Sie mit Ihrer Schwangerschaft und Mutterschaft umgehen können.

Bezug zu Schwangerschaft und Geburt

- erleichtert zu Beginn der Schwangerschaft, Mutterschaft und Mutterrolle zu akzeptieren
- kann eingesetzt werden, wenn innere, möglicherweise unbewusste Ablehnung der Schwangerschaft besteht
- lindert Schwangerschaftserbrechen
- lindert ständige Sorgen um mögliche Erkrankungen oder Missbildungen des Kindes
- beruhigt während Geburtskrisen, wichtiges Stressmittel
- lindert Angst und Panik, Angst durchzudrehen, Angst vor Kontrollverlust
- beruhigt inneres Aufgewühltsein, wenn man sich hilflos und verletzlich fühlt
- hilft bei der Erholung von der Geburt

Borretsch | Borago officinalis

Stichworte	Hoffnung, Mut zum Leben, Trauer verarbeiten
Kurzbeschreibung	Bringt Mut und Zuversicht in Lebenssituationen, in denen man zu Depressionen neigt, sich kraftlos fühlt, keinen Ausweg mehr sieht; bringt Erleichterung bei Kummer und im Herzen wahrgenommenem Schmerz

Porträt der Pflanze

Borretsch ist eine einjährige, rauhaarige Pflanze, die bis zu 60cm hoch wachsen kann. Die Blätter sind wechselständig, oval und bis zu 10cm lang. Die Blütenstände bestehen aus vielen Einzelblüten, die an 2 bis 4cm langen Blütenstielen nickend herabhängen. Jede Blüte besitzt 5 tiefblaue Kronblätter. Blütezeit ist von Mai bis September.

Verbreitet im gesamten Mittelmeerraum, bevorzugt der Borretsch nährstoffreiche Böden an Wegrändern, Weinbergen und Unkrautbeständen. Bei uns in Deutschland wächst er kultiviert als Gewürzkraut oder Zierde in den Gärten.

Hintergrundinformation

Volkes Stimme hat im Falle des Borretsch einmal mehr intuitiv charakteristische Namen gewählt, die das Wesen dieser Pflanze in seiner Essenz treffen: Herzblümlein, Himmelsstern, Augenzier und Herzfreude.

Kaminsky und Katz, Direktoren der Flower Essence Society, berichten, dass der botanische Name dieser Pflanze früher „Corago" lautete, wobei der Wortstamm „cor" das lateinische Wort für Herz ist, aus dem im Englischen „courage" abgeleitet wurde, Mut, der aus dem Herzen kommt.

Borretsch stammt aus Vorderasien und wurde wahrscheinlich von Arabern nach Südeuropa gebracht. In einer Höhle in Syrien entdeckten Forscher

Borretschhülsen, die bereits 100.000 – 40.000 v. Chr. Verwendung fanden.

Wer sich mit der biodynamischen Gartenbaumethode auskennt, weiß, dass bestimmte Pflanzen sich gegenseitig vor Schädlingen schützen, woraus sich beispielsweise Empfehlungen ableiten, zwischen jede Reihe Möhren eine mit Zwiebeln zu pflanzen oder Pfefferminze zwischen die Tomatenpflanzen zu setzen. Borretsch nun geht gut zusammen mit Erdbeerpflanzen, wobei es sicher nicht uninteressant ist, zu erfahren, dass Erdbeeren in der Welt der Blütenessenzen für die Würde und das Rückgrat des Menschen stehen – beides wird durch Borretsch als Blütenessenz gestützt und geschützt.

Borretsch ist eine alte Heilpflanze, als Inhaltsstoffe hat er Schleimstoffe, Stärke, Gerbstoffe, Saponine, Flavonoide und Mineralien aufzuweisen. Daraus entwickelten sich Anwendungen bei hitzigen und Entzündungskrankheiten sowie als Blutreinigungsmittel. Darüber hinaus schreibt ihm die Naturheilkunde positive Wirkungen auf Gicht, Herpes, Husten und Lungenblähung, bei Masern, Ödemen und Steinerkrankungen zu. Borretsch diente auch lange Zeit als Aphrodisiakum. Ein Strauß sollte die Stimmung im Schlafzimmer aufhellen, als Räuchermittel sorgte Borretsch für gute Laune.

Heute kennt man die beiden wirksamen Inhaltsstoffe namens Gammalinolsäure (GLS) und Alphalinolsäure (ALS). Erstere ist bei der Behandlung von PMS wirksam, letztere bei der Behandlung der Alzheimerschen Krankheit. GLS kommt in der Muttermilch natürlich vor. In der Homöopathie findet Borretsch Verwendung als Mittel bei Depressionen und nervösen Herzbeschwerden.

Im Haushalt schließlich nimmt man das Gurkenkraut gerne als Gewürz von Salaten und Gemüsen.

Porträt der Blütenessenz

Allgemein

Borretsch ist ein Balsam für's Herz, seine Blütenessenz bringt Lebensfreude und Mut in verzagte Herzen zurück, auch oder besser gerade dann, wenn die Umstände einen niederdrücken. Seine Thematik ist der Umgang mit Trauer und Depression. Das Gefühl, auf das seine Heilschwingung einwirkt, ist das von Niedergeschlagenheit, Traurigkeit, Mutlosigkeit, Kummer. Man fühlt sich nicht kräftig genug, weitere Herausforderungen des Lebens anzugehen, denn was man bisher erlebte oder gerade im Moment durchmacht,

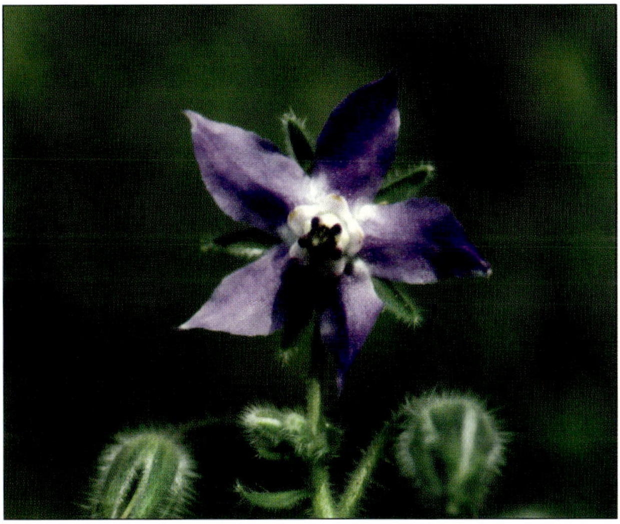

reicht aus, einem alle Hoffnung auf Besserung zu nehmen. Die Lebenslust und Motivation sind verschwunden, und man fühlt sich außerstande, aus eigener Kraft das Schicksal wieder in den Griff zu bekommen.

Die Blütenessenz des Borretsch lässt einen vor allem durch Vertiefung der Atmung neue Energie gewinnen. Dies ist allerdings etwas, wovor manche Menschen, die Schlimmes durchmachen, sich fürchten. Wer den Atem anhält, fühlt nicht so viel. In einem finsteren Raum mit verdächtigen Geräuschen dämpft wohl jeder seine Atemtätigkeit – zum einen, um selber nicht bemerkt zu werden, zum anderen, um nicht von aufsteigender Angst überwältigt zu werden. Ähnlich verhält sich jemand, bei dem Borretsch positive Resonanz auslösen kann: Er fürchtet sich vor dem, was er mit Mühe im Bauchraum festhält, und atmet deshalb nicht dort hinein. Dies kostet allerdings eine Menge Kraft, die diesem Menschen dann natürlich fehlt, daher die Antriebslosigkeit.

Schmerz und Trauer über Träume, die sich nicht erfüllten, über Menschen, die man verlor, über Rückschläge, die man unter allen Umständen zu vermeiden trachtete, sie müssen angenommen und verarbeitet werden, wenn sie nicht endlos in einem weiter rumoren sollen und einem die Lebenskraft rauben. Man kommt nicht an der Trauer vorbei, es sei denn zu einem hohen

Preis in Form von verminderter Lebensqualität, man muss hindurch, auch wenn es wehtut und Zeit kostet.

Borretsch ist daher eine geeignete Essenz für Menschen, die erfahren mussten, dass sich aus medizinischen Gründen ihr Kinderwunsch niemals erfüllen wird, für Menschen, deren Schwangerschaft mit einer Fehlgeburt endet, und für solche, deren Kind von ihnen geht, bevor es so recht auf der Erde heimisch geworden ist. Borretsch macht nichts ungeschehen, er nimmt auch nicht den Schmerz und die Tränen. Er hilft aber, Schmerz und Tränen annehmen zu können, zu ihnen zu stehen, auch wenn die Umwelt von einem Tapferkeit verlangt und alles tut, um vom Kummer abzulenken. Er hilft, gleichsam durch die Tränen hindurch in die Zukunft schauen zu können, zu erkennen, dass es seine Zeit brauchen wird, bevor man wieder fröhlich sein kann, aber auch dass diese Zeit nicht ewig dauern wird.

Borretsch Blütenessenz besitzt eine Heilschwingung, die der Energie des Akupunkturmeridians der Lunge entspricht, kann also bei dessen energetischer Unterversorgung gegeben werden. Seine Wirkung auf depressive Zustände macht sich am schnellsten bei Gabe über den Akupunkturpunkt 7 des Lungenmeridians bemerkbar.

Persönlich

Was ist passiert? Wovor haben Sie solche Angst? Wissen Sie es oder ist es Ihnen selber unerklärlich? Ist es das Neue, das auf Sie unweigerlich zukommt, das Unbekannte, das Sie unsicher werden lässt? Oder könnte es etwas Bekanntes sein, ein Schicksalsschlag, der Ihnen soeben versetzt wurde und Ihnen allen Mut nimmt?

Sind Sie insgeheim und uneingestanden bereit, sich ohne Gegenwehr auszuliefern – wem es auch sei, dem Schicksal, der Depression, dem verständnislosen Partner? Weil Ihnen Kraft und Mut fehlen, sich jetzt noch aufzulehnen?

Was die Borretsch Essenz Ihnen vermitteln will: es gibt immer einen Ausweg! Wenn Sie sich deprimieren lassen, was übersetzt nichts weiter heißt als niederdrücken, dann schauen Sie auch nach unten, dorthin, wo alles mies und negativ ist, wo man eben „am Boden liegt“. Borretsch hilft Ihnen, den Kopf zu heben und anderes in Ihre Sicht einzubeziehen. Dieses „Kopf hoch“ kommt nicht zu Ihnen, wie eine der vielen Phrasen, mit denen Ihre Freunde und Familie Sie vielleicht trösten wollen und die Sie schon lange nicht mehr hören können. Es kommt durch diese Blütenessenz als eine Kraft von innen, als eigener Impuls, als Lust, tief durchzuatmen und dazu die Luftwege freizumachen, die Sie zuvor durch den gesenkten Kopf und die hängenden Schultern verengt hatten. Und mehr Luft bedeutet wieder mehr Energie, mehr Kraft, es doch noch einmal zu versuchen. Dies kombiniert mit Ihrer neuen Sichtweise ist es, was Hoffnung und Mut macht und Ihnen hilft, besser durch alle schweren Zeiten zu kommen.

Und nicht zu vergessen: Borretsch bringt auch das Vertrauen in Ihre eigene Kraft, die Situation zu bewältigen.

Wenn immer Sie niedergeschlagen sind und sich nicht im Vollbesitz Ihrer Kräfte fühlen, können Sie es mit Borretsch versuchen, er lässt sich auch mit jeder anderen Blüte wunderbar kombinieren und somit genau auf Ihren jeweiligen Zustand feinabstimmen.

Bezug zu Schwangerschaft und Geburt

- bei depressiven Zuständen
- wenn man sich schwer und niedergedrückt fühlt
- bei Zukunftsängsten
- hilft, Herausforderungen anzunehmen
- als Trost bei Unfruchtbarkeit
- als Trost bei Verlust eines geliebten Menschen
- als Trost bei Fehl- oder Totgeburt
- bei Vermeidung und Verdrängung von Trauer
- bei Atembeschwerden, Einschnürungsgefühl rund um den Hals
- bei Wochenbettdepression
- zur Unterstützung des Heilprozesses

Bougainvillea | Bougainvillea speciosa

Stichworte Kontakt zum Kind

Kurzbeschreibung Das innere Kind spüren, sich mit ihm aussöhnen, es annehmen. Gibt Sicherheit, Geborgenheit, Vertrauen. Lernen, wieder denken und fühlen zu können wie ein Kind

Porträt der Pflanze

Bougainvillea gehört zur Familie der Wunderblumengewächse (Nyctaginaceae), ist eine Kletterpflanze, die bisweilen aufgrund ihrer drei Hochblätter auch Drillingsblume genannt wird. Benannt nach dem französischen Seefahrer Bougainville, der sie aus ihrer ursprünglichen Heimat Ostbrasilien mitbrachte, ist sie heute eine der bekanntesten und beliebtesten Zierpflanzen des Mittelmeerraumes.

Die Bougainvillea klettert mithilfe stark gekrümmter Sprossdornen. In jungen Jahren bildet sie Hecken, später kann sie ganze Hauswände überziehen. Die Blätter sind wechselständig und ei- bis lanzettförmig. Die ins Auge fallenden Blüten bestehen in Wirklichkeit aus dem sogenannten Schauapparat aus drei Hochblättern, deren Färbung von leuchtend rot bis violett reicht und die quirlig am Sprossende erscheinen. Die Basis dieser Hochblätter ist mit der eigentlichen, schmal röhrenförmigen weiß-gelblichen Blüte verwachsen. Die kleinen Blüten sind im Vergleich zu den Hochblättern relativ unscheinbar, sie besitzen über einem rückgebildeten Kelch die blassgelbe Kronröhre mit 7 bis 8 Staubblättern. Aus den Fruchtknoten bildet sich eine birnenförmige Frucht. Bougainvillea ist eine ausgesprochen Wärme liebende Pflanze, sie gedeiht am besten in voller Sonnenbestrahlung.

Ihre Austrahlung machte diese Wunderblume zur offiziellen Symbolpflanze der Inseln Grenada und Guam, sowie einiger Städte in den USA, Japans und den Philippinen.

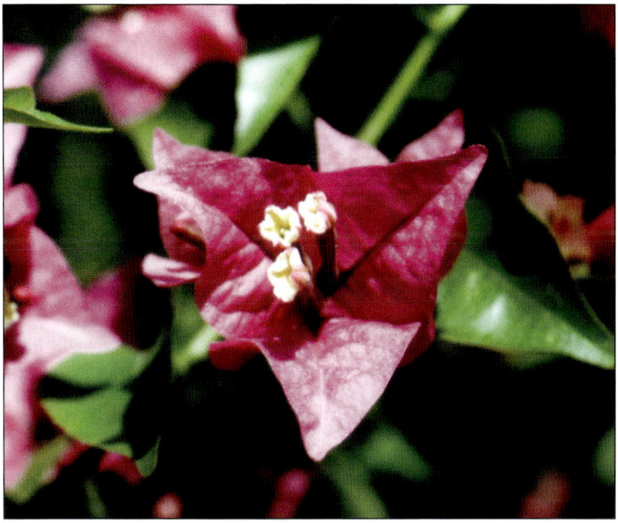

Porträt der Blütenessenz

Allgemein

Die einzige Blütenessenz aus einer „Tropenpflanze" wurde in Spanien hergestellt. Dort beeindruckt dieser Busch mit seinen überwältigend leuchtenden Blüten einer Farbe irgendwo zwischen rot und magenta. Mit uns haben bereits andere Blütenfreunde die Kräfte der Bougainvillea zur Herstellung von Blütenessenzen genutzt, auf Hawaii, in der Wüste Arizonas und im Himalaya - hier haben wir es mit einer europäischen und uns damit näher stehenden Blüte zu tun.

Penny Medeiros aus Hawaii beschreibt diese Blüte so: „Bewusstheit der Magie, der Schönheit und des Wunders des Lebens. Für höhere Inspiration, Begeisterungsfähigkeit und Zielgerichtetheit." Als Wüstenpflanze ist ihre Aufgabe, körperlich entspannend zu wirken, das Hören nach innen zu befördern und den Atem los- und damit frei fließen zu lassen. In Indien benutzt man sie zur Meditation und Festigung der inneren Bindung mit der spirituellen Bestimmung.

Die europäische Bougainvillea hat sicherlich von allen genannten Eigenschaften auch ein wenig in sich, die Anwendung hat jedoch gezeigt, dass man bei der Beschreibung dieser Essenz ein bisschen präziser sein kann. Die Bougainvillea ist nicht geheimnisvoll, sondern ganz offen und mitteilsam mit vielen kindlichen Attributen. Sie eignet sich sowohl für „reale" wie auch „innere" Kinder. Sie spricht das Kind der Gegenwart genauso an wie das Kind, das wir in der Vergangenheit einmal waren, das Kind, das getröstet und gewiegt werden will, geschützt und gefördert, das sich aber auch überschäumend freuen und hemmungslos lachen kann, frei von all den Blockaden des „sollte" und „müsste", die wir Erwachsenen immer dann bemühen, wenn die Angst uns vor irgendetwas abhält und wir dafür eine Reihe „vernünftiger" Begründungen finden, solange wir uns nur nicht mit unseren Hemmungen und unserer Angst konfrontieren müssen.

Das innere Kind erkennt die Magie und das Wunderbare ganz einfach im Alltag, es muss für seine Abenteuer keine fremden Länder erobern, seine Abenteuer finden immer im Hier und Jetzt statt und sei es im Sandkasten ... Das innere Kind, wenn wir es nur wahrnehmen und achten, hilft uns, vergessene Erlebnisebenen zu erreichen. Wann immer wir ein wenig von kindlicher Unschuld brauchen können, um uns leichter und weniger ernst zu nehmen, kann Bougainvillea-Essenz nützlich sein. Also dann, wenn wir das Staunen und das sich faszinieren lassen verlernt haben.

Eine andere Seite zeigt das Kind, das sich hilflos und verletzlich vorkommt und Schutz und Geborgenheit benötigt, das sich für alle Zeiten verlassen wähnt, wenn die Mutter nur zum Einkaufen geht. Das ist die Kehrseite des Lebens „nur" im Hier und Jetzt, das einem vormacht, es gebe kein Morgen mehr und damit keine Rückkehr der Eltern. Das Kind wird eines Tages lernen müssen, dass Erwachsenwerden nur geht, wenn man das „kindliche Paradies', so man es überhaupt kennenlernen durfte, verlässt. Diese Verletzung und die Verzweiflung, die sie mit sich bringt, lässt sich heilen, wenn man beginnt, sein „inneres Kind" zu lieben, nähren und pflegen. Man lernt, dass der Rausschmiss aus dem „inneren Paradies" kein endgültiger ist, sondern man dorthin zurückzukehren kann. Möglichkeit dafür bietet unsere spanische Bougainvillea.

Schwangeren Frauen hilft diese Blüte, sich auf ihr Kind einstellen zu können, es kennenlernen und mit ihm kommunizieren zu können. Dieser direkte Kontakt kann von besonderer Bedeutung sein, wenn der errechnete Geburtstermin naht, das Kind jedoch noch keinerlei Anstalten macht, sich in die richtige Position mit dem Kopf nach unten zu drehen. In einem solchen Falle kann Bougainvillea-Essenz dem Ungeborenen die Information übermitteln, sich nun auf die Geburt vorzubereiten.

Die als *The Mother* bekannt gewordene Mirra Alfassa, lange Jahre Leiterin des Sri Aurobindo Ashrams und spirituelle Lehrerin, sagte über Bougainvillea, sie bringe vitalen körperlichen Schutz durch Hingabe.

Persönlich

Bougainvillea ist (auch) eine Meditationsblüte. Haben Sie einen Augenblick Zeit für sie? Mag es doch ruhig ein bisschen albern klingen, aber setzen Sie sich vor Ihre Zimmerpflanze (die ganz ähnliche Qualitäten besitzt wie ihre große Schwester draußen) oder betrachten das Foto in diesem Buch oder – wenn Sie ein gutes Gespür für feine Schwingungen haben – nehmen Sie das Fläschchen mit der Blütenessenz in die Hand. Dann versetzen Sie sich in die Zeit, als es Ihnen selbstverständlich war, zu träumen, als Sie noch vollkommen fasziniert endlos ins Lager- oder Kaminfeuer schauen konnten oder am Himmel entlang ziehende Wolken sich zu immer neuen Gesichtern und Gestalten formten, die Ihnen ihre Geschichten erzählten.

Versuchen Sie nichts zu erzwingen, sitzen einfach ruhig da und schauen und spüren. Erinnern die Blüten der Bougainvillea nicht ein wenig an Flammen, scheinen sie sich nicht nach einem Weilchen zu bewegen? Beginnen sie nicht, zu Ihnen zu sprechen?

Bougainvillea ist eine Pflanze, die nach Kontakt zu den Menschen geradezu ruft. Gelingt es Ihnen auch nur für einen kleinen Augenblick, sich innerlich freizumachen, können Sie diesen Ruf hören, ihren Wink sehen oder ihre Berührung spüren. Sie lädt Sie ein zu einem Tänzchen auf der feinstofflichen Ebene des Seins. Lassen Sie sich von ihr verführen zu einer Reise in die Fantasie und Imagination.

In Wirklichkeit „sagt" die Pflanze natürlich gar nichts. Das wissen wir, sind ja erwachsen.

Aber sie lässt aufhorchen, sensibler werden für das Unausgesprochene. Sie brauchen dazu die Blütenessenz gar nicht. Sie können stattdessen mit der Pflanze meditieren, bis es Ihnen ganz leicht fällt, feinste Schwingungen wahrzunehmen (aber Sie können sie natürlich auch als Essenz zu sich nehmen). Sie macht Sie auf das aufmerksam, was in Ihnen selbst vorgeht, auf Ihre Träume, Wünsche und Bedürfnisse und auf das kleine Leben, das beginnt, sich zu regen. Eine der besten Vorbereitungen auf die Geburt ist sicher, die Sprache des Kindes zu lernen, zu erkennen, was es braucht, ob es etwas will oder ob es nur Spaß macht. Bougainvillea-Essenz ist die des inneren Kindes, und das können Sie hier einmal ganz wörtlich nehmen. Sie hilft Ihnen, zu ihm Kontakt aufzunehmen, innerlich mit ihm zu sprechen oder äußerlich. Sie hilft auch Ihrem Partner, mit dem unsichtbaren Wesen zu kommunizieren, ohne dass er sich dabei irgendwie komisch vorkommen muss.

Vielleicht ist dann die Geburt selbst wie ein Wiedersehen einer/s schon lange bekannten Freundes oder Freundin. Die Phase dessen, was die Amerikaner so schwer übersetzbar „bonding" nennen, nämlich das Kennenlernen und Herstellen einer Beziehung, fällt viel leichter. Und Sie wissen schon lang vor der Geburt Ihres Kindes, mit welchen Liedern Sie es beruhigen können, wenn es einmal in Not ist.

Bezug zu Schwangerschaft und Geburt

- Kontakt zum noch ungeborenen Kind
- Heiterkeit und Optimismus, wenn man sich zuviel Sorgen macht
- wenn die Schwangere die Tendenz hat, sich im Stich gelassen zu fühlen – möglicherweise dies durch (in ihren Auswirkungen) unbewusste Handlungen wie Streiterei o.ä. selbst herbeiführt
- bei schwieriger Schwangerschaft als Aufmunterung für das Kind
- wenn sich die Schwangere in ihrem veränderten Körper hilflos fühlt, gar keinen Spaß mehr hat
- als Muntermacher kurz vor und während der Geburt
- als Hilfe für das Baby zur Drehung aus der Beckenendlage

Doldiger Milchstern | Ornithogalum umbellatum

Stichworte Schmerz loslassen
Kurzbeschreibung Bei Schreck, Schock und Trauma Linderung der Folgen; verhilft zu Ganzheit, Integration aller Persönlichkeitsanteile und Erfahrungen

Porträt der Pflanze

Der Doldige Milchstern ist eine eher seltene, bis 30cm hohe, Wärme liebende Lilienart, doch wo er einmal wächst, siedeln sich schnell gleich mehrere seiner Art an. Man findet ihn auf Wiesen und an Wegrändern. Neben der Zwiebel entwickeln sich Brutzwiebeln. Enthalten ist darin das auch in Maiglöckchen vorkommende Convallatoxin, das eine Herz kräftigende Wirkung ähnlich dem Wirkstoff des Fingerhuts besitzt. Die Blütenstiele werden etwa 10cm lang mit den doldigen Blütenständen aus mehreren weißen, sechsblättrigen Blüten. Die Blütenblätter besitzen einen rückseitigen grünen Streifen. Die Blütezeit ist im Mai und Juni.

Bei Nacht und bei bedecktem Himmel schließt die Pflanze ihre Blüten.

Der Doldige Milchstern bevorzugt stickstoffreichen, lockeren Lehmboden.

Hintergrundinformation

Aus astrologischer Sicht besitzt der Doldige Milchstern besondere Bedeutung für die am 12. Mai Geborenen.

Der englische Name dieser Pflanze lautet „*Star of Bethlehem*“, in einem botanischen Garten fand ich sogar die direkte Übersetzung „*Stern von Bethlehem*“. Der Name ist schnell erklärt: die Blüte ist schneeweiß und sternförmig und erscheint in ihrem ursprünglichen Gebiet um Weihnachten (in Mitteleuropa erst im April). Der Stern von Bethlehem verkündet die Geburt Christi, was für die Menschheit die Chance zu einem Neubeginn bedeutete.

Alle Schuld war mit dem Erscheinen des Heilands von ihr genommen.

In der Naturheilkunde spielt die Pflanze keine große Rolle, sie wurde in Waschungen eingesetzt. Wegen der leichten Giftigkeit sollte sie nicht innerlich angewandt werden. Übrigens sagt man dem Doldigen Milchstern nach, dass er bzw. seine Wirkstoffe (Saponine, Schleim und weitere wie das bereits erwähnte Convallatoxin) im Shampoo den Haarwuchs anregen.

In der Homöopathie wird das Mittel gelegentlich bei bestimmten Krebsarten eingesetzt. Von einer Selbstbehandlung ist hier jedoch abzuraten.

Porträt der Blütenessenz

Allgemein

Von allen Blüten hat der Doldige Milchstern eine der deutlichsten Signaturen, d.h. äußere Hinweise auf innere Qualitäten. Aus dem englischen Namen dieser altbekannten Bachblüte lässt sich die Wirkung schon ablesen: Star of Bethlehem. Diese Blüte hat eine solch leuchtend weiße, reine Ausstrahlung, die einem auch über große Entfernungen noch mitten ins Herz strahlt. Dieses Strahlen weist uns den Weg aus der Not. Es besitzt enorme Energie und Heilkraft, die er in seiner Einfachheit und Ganzheit ausstrahlt. Wenn man eine solche Pflanze ruhig und aufmerksam betrachtet, hält man es für ganz und gar ausgeschlossen, dass sie jemals in Not geraten könnte. Ihre Art der Ganzheit, Reinheit und Unschuld lässt sich leider nicht in Worte fassen, die nicht kitschverdächtig wären. Dennoch: Diese Pflanze wirkt so kraftvoll auch auf Menschen, die nichts mit feinstofflichen Behandlungen zu tun haben wollen, denn sie spricht etwas Ursprüngliches in uns an, etwas, das wir alle, ob religiös oder nicht, als verborgenes Wissen vielleicht in uns tragen und nur entdecken und erblühen lassen müssen. Wer sich seelisch einlässt auf eine Begegnung mit dieser Pflanze, erspürt sofort die beruhigende und ermutigende Kraft ihrer Schwingung. Sie ist schwer zu erfassen, die Wirkung einer solchen Essenz, aber eins ist sicher: sie ist geschaffen für uns.

Der Doldige Milchstern bietet uns *die* Geburtsblütenessenz. Sie erleichtert die Geburt, nimmt die Angst davor, mildert die unangenehmen Erfahrungen vergangener Geburten ab. Zur Verarbeitung des persönlichen Geburtstraumas kann sie (bitte nur in einem therapeutischen Setting mit fachkundiger Betreuung) auf den Bauchnabel gegeben werden. Gefahrlos kann dies bei Neugeborenen getan werden, um das Trauma der Geburt quasi gleich an Ort

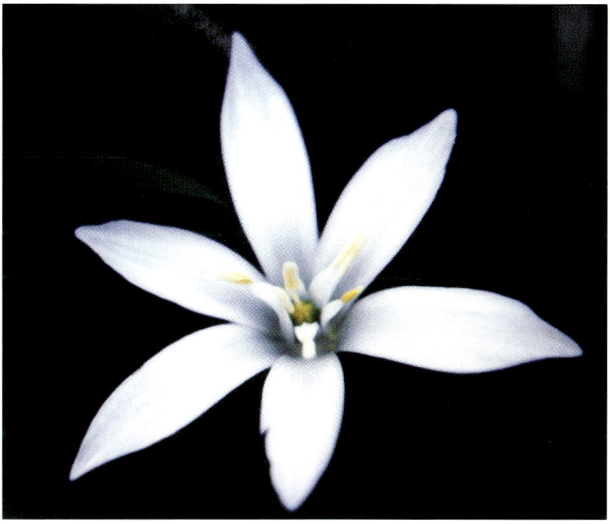

und Stelle zu bearbeiten, zum anderen lässt der Doldige Milchstern, pur auf den Nabel der Babys getupft, diesen schneller abheilen.

Eine weitere Anwendungsmöglichkeit ist die zur Narbenentstörung. Jede Narbe kann (muss aber nicht) den Fluss feiner Energien, wie wir sie aus der Akupunktur kennen, stören und damit die Lebensqualität insgesamt. Für die Entstörung anderer Narben als solcher, die bei einer Geburt entstanden, kommen weitere Blütenessenzen in Frage, bei den hier gemeinten hat sich der Doldige Milchstern als unübertroffen herausgestellt.

Wann immer wir eine zweite Chance brauchen, wann immer Trost und Hoffnung vonnöten sind, dann sollte der Doldige Milchstern in Betracht gezogen werden.

Übrigens, auch wenn in unseren Träumen Geburten und Babys vorkommen. Beides kann im Traum nicht nur für eine Schwangerschaft stehen, es kann auch symbolisch von Neubeginn, neuen Plänen und Projekten künden.

Persönlich

Sie sind ganz starr vor Schreck oder vor Schmerz, mag dieser ein körperlicher oder auch ein seelischer sein. In diesem Augenblick, in dem Ihnen ein Unglück zustößt, verlieren Sie vielleicht die Kontrolle über Ihr Denken und

Handeln und werden zum Spielball des Schicksals. Dabei muss das, was geschieht, gar nicht unbedingt mit Ihnen persönlich zu tun haben, es kann Ihrer Freundin, die ihr Kind verliert, es kann auch jemandem ganz Fremden widerfahren. Doch die Schockwelle, die von einem solchen Schlag ausgeht, kann auch Sie erfassen, und in Ihrem Kopf läuft ein dramatischer Film ab, in dem Sie selbst und nicht jemand anderer plötzlich die Hauptrolle spielt.

Und das lässt sich nie wieder rückgängig machen, Sie können nicht so tun, als wäre nichts passiert, das Schockerlebnis hat sich Ihnen eingeprägt und Sie zu einem anderen Menschen gemacht. Sie können die innere Verarbeitung mit dem Lesenlernen vergleichen: wenn es passiert ist, können Sie nicht mehr an einem Straßenschild vorbeigehen und so tun, als könnten Sie den darauf geschriebenen Namen nicht lesen.

Einigen Menschen aber gelingt es, nachdem sie eine Notsituation überstanden haben, daraus zu lernen und damit sogar Nutzen zu ziehen. Solche Menschen findet man z.B. in Selbsthilfegruppen, und gelegentlich werden sie sogar zu Helfern und Therapeuten für andere, die Ähnliches erlebt haben. Ihre eigene Erfahrung prädestiniert sie dafür, von Menschen in Not als Helfer akzeptiert zu werden.

Genau dies könnte der Doldige Milchstern für Sie sein: ein Helfer in der Not. Es muss ja nicht immer gleich so dramatisch sein, was einem zustößt. Sie selbst können entscheiden, ob eine Situation für Sie ein Notfall ist oder nicht, kein anderer Maßstab kann Ihnen hier weiterhelfen als Ihr eigener. Dann bringt Ihnen der Doldige Milchstern Frieden, Trost, Stütze und nach ein wenig Zeit auch den inneren Abstand, den man erst wirklich gewinnen kann, wenn das Vorgefallene tatsächlich verarbeitet ist.

Stellen Sie sich diese Blüte vor wie einen hellen Stern am Himmel, der Ihnen einen Ausweg zeigen kann, der Hoffnung und Mut macht. Und wenn Sie beides brauchen, können Sie stellvertretend zur Blütenessenz greifen.

Bezug zu Schwangerschaft und Geburt

- zur Linderung jeden möglichen Schrecks während der Schwangerschaft, z.B. bei der Nachricht, dass das Kind nicht ganz gesund sei
- bei Verletzung des Herzens
- zur Linderung des Traumas der eigenen Geburt
- Linderung möglicher Traumata vorangegangener Geburten, wenn die Schwangere sehr ängstlich und voller Befürchtungen ist

- bei akuter Angst vor der Geburt
- lässt durch Traumata blockierte Energie wieder fließen
- bei jeder denkbaren Notsituation zur Überbrückung der Zeit, bis medizinische Hilfe eintrifft
- während der Geburt, um gelassener zu werden
- für das Baby gleich nach der Geburt, wenn diese schwierig und/oder lang andauernd war
- zur Entstörung der Damm- oder Kaiserschnittnarbe
- zum Trösten nach einem möglichen Verlust des Kindes
- bringt Motivation. weiterzuleben
- bei Abneigung gegen Sex nach der Geburt

Drüsentragendes Springkraut | Impatiens glandulifera

Stichworte	Geduld
Kurzbeschreibung	Bringt innere Ruhe, wenn man sich leicht getrieben und gehetzt fühlt, wenn man vor Ungeduld leicht aufbraust

Porträt der Pflanze

Das Drüsentragende Springkraut stammt ursprünglich aus Indien und wurde 1839 als Gartenpflanze nach Europa gebracht. Da es sich aber durch kaum etwas aufhalten lässt, begann es schon zu Zeiten Dr. Bachs zu verwildern. Diese Springkrautart bevorzugt feuchte Standorte, vor allem Flussufer. Die wuchernde Pflanze wird bis zu 2m hoch mit aufrechten Stängeln, gesägten Blättern und Blüten, die in den Blattachseln in Trauben von bis zu 20 erscheinen. Nach der Blüte reifen bis 2cm lange Kapselfrüchte, die im Laufe ihrer Reife immer mehr Wasser speichern, bis der Druck die Kapseln platzen lässt und die Samen bis zu mehrere Meter weit geschleudert werden. Die kugeligen Samen haben einen Durchmesser von etwa 3mm.

Hintergrundinformation

Dies ist vermutlich die erste Blütenessenz, die überhaupt von Edward Bach hergestellt wurde. Er entdeckte ihre Heilschwingung Ende 1928 auf seinen ausgedehnten Wanderungen durch Wales, interessanterweise im Herbst, als die Blüte bereits vorüber war. Das Aufspringen der Samenkapseln gab ihm den entscheidenden Hinweis auf Heilqualitäten der Blüte, die er dann im folgenden Sommer zum ersten Mal zubereitete.

Die Pflanze entstammt ursprünglich dem asiatischen Raum und wurde im Englischen als Himalayan oder Indian Balsam bezeichnet. Erst nach Edward Bachs Entdeckung ihrer Eignung für die Herstellung einer Blütenessenz begann sich in England der botanische Name „Impatiens" aufgrund

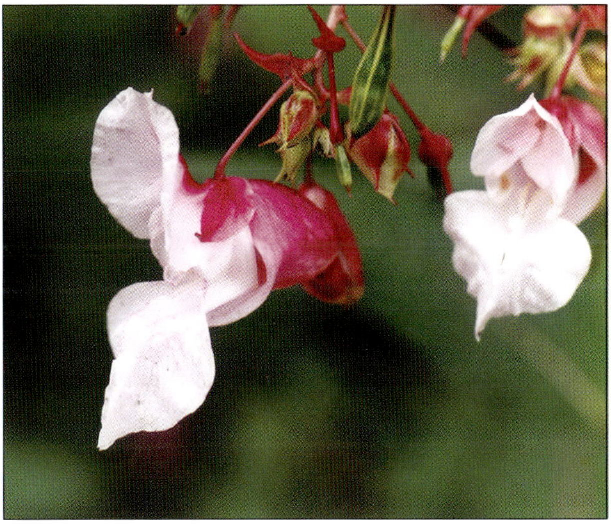

seines Gleichlautes mit „Impatience“ = Ungeduld durchzusetzen.

Springkrautpflanzen sind leicht giftig. In der Naturheilkunde besitzt diese Pflanze keinen nennenswerten Stellenwert. Mancherorts verwendet man die Pflanze hoch dosiert als Brechmittel, in geringer Dosierung als harntreibenden Tee.

Porträt der Blütenessenz

Allgemein

Es fällt sicher schwer zu glauben, dass diese wunderschöne Blütenpflanze von vielen Menschen für ein Unkraut gehalten wird, das stets droht, die Zier- und Nutzgärten heimzusuchen und daher so schnell wie möglich ausgerottet werden muss.

„So schnell wie möglich“ ist das Stichwort für das Drüsentragende Springkraut. Jedes „Unkraut“ hat seine eigenen besonderen Feinde – sie müssen etwas repräsentieren, das genau diese Feinde reagieren lässt. Drüsentragendes Springkraut setzt sich durch, es schafft Platz für sich selbst, es überwuchert andere Pflanzen und verdrängt sie. Ulkigerweise sind dies häufig auch die Eigenschaften, die viele seiner unermüdlichen Bekämpfer auszeichnen.

Der Mensch vom Typus Drüsentragendes Springkraut ist ungeduldig, steht unter Spannung und Dampf, und wenn jemand sein Tempo nicht mit- oder aushalten kann, dann wird er überrollt. Dies mag der Grund dafür sein, dass Edward Bach seine Impatiens-Essenz unter die Rubrik „Einsamkeit" einordnete. Schließlich wenden sich die Mitmenschen schnell von Personen ab, die ewig hektisch und ungeduldig sind, die in fremde Arbeitsabläufe eingreifen, weil sie glauben, sie besser und schneller erledigen zu können. Besserwisserei, gepaart mit Ungeduld, macht nicht zu einem angenehmen Arbeitskollegen.

Da gibt es beispielsweise Eltern, die ihre Kinder viel zu früh zu Leistungen antreiben, die diese noch gar nicht erbringen können, berichten vielleicht voller Stolz, dass sie schon ganz früh die Sache mit dem Töpfchen beherrschen oder Ähnliches. Auf diese Weise „vererben" diese Eltern den Druck, unter dem sie selbst stehen, sogleich an ihre Kinder weiter. Andere kritisieren die selbst gemalten Kinderbilder, weil das Haus ja gar keine Tür hat oder sonst irgendwie nicht perfekt ist. Sie übersehen, dass ihre Kinder tatsächlich perfekte Menschen sind, sie tun das Beste, was sie können, dafür sind sie ja Kinder, dass bei ihren Häusern mal die Türen fehlen dürfen. Das Ergebnis ist dann leider häufig, dass die Kinder den Spaß am Malen oder an sonstigen Tätigkeiten verlieren, weil ihnen ja immerzu nur mitgeteilt wird, wie wenig sie diese beherrschen.

Interessanterweise fielen uns in letzter Zeit kilometerlange Streifen des Drüsentragenden Springkrautes entlang von Autobahnen auf. Es siedelt sich offenbar zielsicher dort an, wo es benötigt wird, wo nämlich Stress und Ungeduld beherrschend sind – also genau das, was es zu lindern und beruhigen in der Lage ist.

Drüsentragendes Springkraut steht für die stete aufmerksame Bereitschaft, in sich ruhend und ohne Spannung geduldig auf den besten Zeitpunkt zum Handeln zu warten. Ihn dann sofort zu erkennen und das tun, was dem Erreichen des eigenen Zieles am dienlichsten ist.

Persönlich

Die Lektion für diese Springkrautart (bitte nicht verwechseln mit der unten beschriebenen) lautet: Lass los, lass es seinen eigenen Gang gehen, versuche nicht, alles unter Kontrolle zu halten, entspanne dich! Denn sollten Sie den inneren Druck aufstauen, werden Sie nicht umhin kommen, ihn auf irgendeine Art wieder herauszulassen, und damit das nicht in Jähzornexplosionen geschieht, lernen Sie Zuschauen und Akzeptieren. Viele Dinge werden besser, wenn man ihnen Zeit zur Reife lässt, und das gilt nicht nur für Wein, sondern auch für Menschen und für sich selbst.

Bezug zu Schwangerschaft und Geburt

- Spannungs- und Stressblüte, hilft zu entspannen
- in jeder Phase der Schwangerschaft bei Ungeduld
- bei innerem Perfektionismus (alles muss entweder unter totaler Kontrolle durch medizinische Apparate stehen oder im Gegenteil: alles *muss* ganz einfach, natürlich und ideal ablaufen)
- bei ständigem Kontrollzwang, nicht loslassen können
- wenn man sich keine Zeit zum Ausruhen nehmen kann
- wenn es das noch ungeborene Kind zu eilig hat, also Frühgeburt droht, oder die Geburt so stürmisch verläuft, dass die Frau keine Gelegenheit findet, sich wirklich darauf einzustellen
- bringt Geduld bei sich lange hinziehenden Geburten
- lässt bewusster und deutlicher wahrnehmen, was im und mit dem eigenen Körper geschieht

Echtes Springkraut | Impatiens noli-tangere

Stichworte	Urvertrauen
Kurzbeschreibung	Den eigenen Wert erkennen, Lob aushalten und annehmen können; Misstrauen ablegen und Vertrauen lernen; Nähe zulassen können

Porträt der Pflanze

Dies ist das Echte Springkraut – natürlich nicht echter als die Schwesterpflanze, die Drüsentragendes Springkraut genannt wird, es ist nur einfach anders und hat seine Heimat bei uns in Europa, während das Drüsentragende von englischen Seefahrern aus Indien mitgebracht wurde. Beide gehören zur Familie der Balsaminengewächse.

Die einheimische Springkrautart bevorzugt schattige Standorte, bei uns in Deutschland kommt es recht häufig vor, besonders gerne in Wäldern. Die Pflanze wird nicht so groß wie Dr. Bachs bevorzugte Art (Impatiens), sie begnügt sich mit einer Größe zwischen 30 und 60cm. Die Blüten sind hängend, von leuchtendem Gelb mit feinen roten Tupfen auf der Innenseite. Der botanische Name „noli-tangere" „nicht-anfassen" bezieht sich auf die Eigenschaft der Samenkapseln, bei Berührung oder Erschütterung ihre Samen bis zu mehrere Meter weit von sich zu schleudern. In manchen Gegenden nennt man sie deshalb auch Kräutlein Rührmichnichtan, ein Name, den wir aus dem Grunde für die Bezeichnung der Essenz verwarfen, weil er mancherorts auch für Mimosen (Mimosa pudica) verwandt wird.

Die Pflanze wird übrigens in manchen Regionen auch Altweiberzorn genannt, ein anderer Begriff für die Altweiberfastnast am Karnevalsdonnerstag, der Tag, an dem die Frauen das Regiment übernehmen.

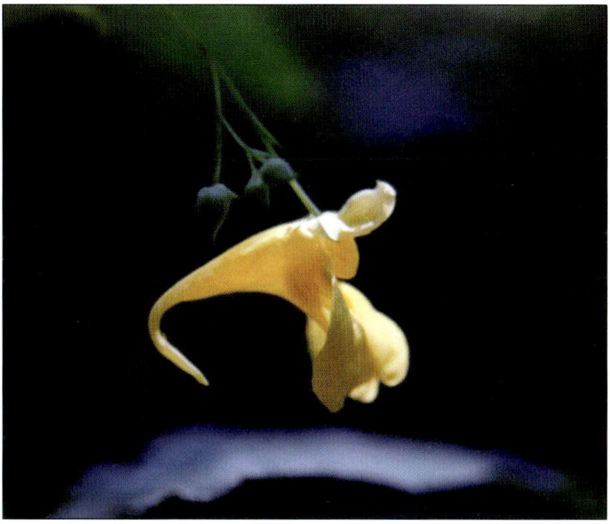

Porträt der Blütenessenz

Allgemein

Das Stichwort, das es sich zu merken lohnt, da es die Aufgabe dieser Blütenessenz so präzise beschreibt, lautet: Urvertrauen. Wer diese Lektion lernt, weiß, dass ihm die ganze Welt zur Verfügung steht, er ist voller Zuversicht, das zu bekommen, worauf er ein Recht besitzt – aber keines, das er zuvor erst durch Leistung oder anders erwerben muss, sondern das ihm zusteht, weil er existiert. Dies ist eine Erfahrung, die als Erste aller Erfahrungen den neugeborenen Babys und Kleinkindern zukommen muss und doch leider so oft versagt bleibt. Ein Säugling darf alles: schreien, pinkeln, brechen, Nächte hindurch nerven, alle Aufmerksamkeit der Welt verlangen und erst recht alle Liebe. So entwickelt er das Gefühl, wichtig zu sein, ein natürliches Lebensrecht zu besitzen und Ansprüche stellen zu dürfen. Diese Erfahrung ist ein Muss, denn nur, wer erfährt, wertvoll zu sein durch das Sein und nicht nur durch das Tun und Leisten, ist später in der Lage, wieder etwas ab- bzw. weitergeben zu können, sein Ego und seine Bedürfnisse auch einmal zurückzustellen, z.B. bei eigener Elternschaft, und sich nicht in jedem Fall durchsetzen zu müssen. Wer es nicht erfährt, leidet stetig an Neid und dem Gefühl, zu kurz zu kommen, vom Schicksal bestraft zu werden, sich alles erkämpfen zu müssen – „man bekommt halt nichts geschenkt" oder „von nichts kommt nichts". Wer jedoch grundsätzlich seinen Wert kennt, befürchtet nicht das Herausbrechen eines Zackens seiner Krone, wenn er einmal nachgibt oder nur Zweiter wird. Diese Blütenessenz ist gerade für Menschen geeignet, denen die Erfahrung, geliebt zu werden – um ihrer selbst willen – fehlt. Sie haben ihre Wertlosigkeit oft so verinnerlicht, dass sie Lob für Lüge halten und Komplimente mit dem Gedanken „Was will der damit bei mir erreichen?" quittieren.

Springkrautessenz lässt tief innen das Wissen reifen, dass alles, was auch immer man braucht, im Überfluss vorhanden ist, also auch und gerade für einen selbst. Im Materiellen wie im Ideellen. Die Blüte des Springkrautes erinnert an ein Füllhorn – lässt man die Existenz dieses Füllhornes zu, kann man sich reich beschenken lassen, bezweifelt oder ignoriert man sie, geht man entsprechend leer aus.

Diese Blüte ist auch geeignet, einem zu helfen, alle Enttäuschungen und Rückschläge zu überwinden, die man in der Liebe erfahren musste. Jede Zurückweisung und jeder Vertrauensbruch, den man erlebte, erhöht die innere Barriere, die einen von der Annahme von Liebe zurückhält. Bei jeder neuen Begegnung und Annäherung zweier Menschen wird dann die eigene Biografie zur Barriere, als böse Erinnerung wieder aktiviert und hält einen von dem fern, nach dem man sich sehnt. Das Vertrauen, das sich in Misstrauen verwandelte, kann aber mithilfe dieser Blütenessenz zurückgewonnen werden.

Diese Essenz kann Mischungen beigegeben werden, wenn mangelnde Zuversicht in die eigene Heilung (und der Therapeut nur zuhört, weil er dafür bezahlt wird, nicht aber, weil man seines Zuhörens wert ist) den Gesundungsprozess verlangsamt oder zum Erliegen bringt.

Wir haben mit Springkrautessenz auch gute Erfahrungen bei der äußerlichen Anwendung gemacht, z.B. wenn jemand eine Massage nicht annehmen kann und sich verkrampft.

Persönlich

So spricht Sie das Echte Springkraut an: Möchten Sie einmal Lob annehmen können, ohne gleich abzuwiegeln? Können Sie es gut aushalten, wenn jemand Ihren Wert für die Gemeinschaft betont – oder sind Ihnen Sprüche wie „das war doch nichts" und „aber an dieser oder jener Stelle hätte ich mir mehr Mühe geben können" sehr geläufig, weil sie Ihnen nur allzu schnell über die Lippen gehen? Doch eigentlich ist dies ja eine Form der Abwehr von Zustimmung. Abwehr, wo Annahme, ja Freude und Stolz angemessener wären. Sie wehren sich nicht gegen Angriffe, sondern gegen Menschen, die es gut mit Ihnen meinen. Erwarten Sie vielleicht insgeheim doch einen Angriff, rechnen mit Falschheit, Verlogenheit und Hinterlist? Nicht bewusst, sondern ganz tief im Unbewussten, nur als innerer Impuls, als Bauchgefühl spürbar? Schützen Sie sich so massiv, dass nicht einmal Positives Sie erreichen kann?

Was Ihnen da zu fehlen scheint, ist die Gewissheit, dass Sie es wert sind, so angenommen, so gelobt und so geliebt zu werden, wie Sie nun einmal einfach sind. Sie brauchen Vertrauen darin, dass Ihr Dasein hier auf der Erde sinnvoll ist und wichtig und einzigartig, und dass Ihnen eine Menge Aufmerksamkeit und Liebe zusteht. Das hilft, positive Beziehungen eingehen und erhalten zu können.

Mit dieser Blütenessenz können Sie das Annehmen lernen, das Zulassen, das Sich-berühren-lassen. Springkraut macht offen für die Geschenke, die die Natur und Ihre Mitmenschen für Sie bereithalten. Es hilft Ihnen, auch unangenehme Themen anzusprechen und Rechte einzufordern, ohne die eigene Sanftheit zu vernachlässigen.

Bezug zu Schwangerschaft und Geburt

- den eigenen veränderten, sich verändernden Körper schön finden (oder bei Männern: den der Partnerin)
- nach traumatischer Erfahrung des Vertrauensmissbrauches
- bei Unklarheit, ob das Kind ausgetragen werden soll
- bei innerem Widerstand gegen das Austragen des Kindes, obwohl die Entscheidung dafür bereits gefallen ist
- bei Abneigung gegen Sex in der Schwangerschaft und auch danach
- wenn die Schwangere sich abkapselt und isoliert
- wenn sie sich gegen Berührung wehrt, ohne den Grund dafür zu kennen
- erlaubt einem, Liebe annehmen zu können
- bei Selbstzweifeln
- bei übertriebenem Sicherheitsbedürfnis
- stärkt das Selbstwertgefühl
- wenn sie das Kind nicht annehmen kann

- wenn bezüglich der Zukunft nur negative Gedankenmuster, pessimistische Erwartungshaltung besteht (... á la Murphy: alles, was schiefgehen kann, geht auch schief - allerdings nur denen, die daran glauben)
- bei grundlosem Pessimismus
- Angst vor Zukunft und Verantwortung
- Zuversicht und Vertrauen, wenn sich das Kind kurz vor dem errechneten Geburtstermin noch in der Beckenendlage befindet
- bei Schmerzen während der Geburt durch innere Verkrampfung
- um dem Neugeborenen nach möglicherweise traumatischer Geburt das Zurechtfinden im Leben zu erleichtern
- hilft dem Baby beim „bonding“ (wie der Mutter die Birnenblüte)

Granatapfel | Punica granatum

Stichworte	Das Weibliche annehmen
Kurzbeschreibung	Hilft, die weibliche Seite der Persönlichkeit zu akzeptieren und auszuleben. Dient bei Identitätskrisen sowohl Frauen wie Männern.

Porträt der Pflanze

Ursprünglich stammt der Granatapfelbaum aus Vorderasien, heute gilt er als typischer Baum des Mittelmeerraumes. Er kann bis zu mehrere Meter hoch werden, aber auch als Zwergbaum z.B. in Kübeln gezogen werden. Als Frucht- oder Zierbaum wurde er kultiviert, hat sich aber auch selbstständig gemacht und verwildert in Hecken und auf Ödland angesiedelt. Seine Blätter sind ledrig derb und gegenständig. Die Blüten sind 3 - 4cm lang und von einem feurigen Rot, sie erscheinen an den Enden der Zweige. Die Blüte dauert von Mai bis August.

Die Früchte werden groß wie Orangen und sind etwas säuerlich. Sie sind reich an Kalium und enthalten unter anderem Vitamin C, Kalzium und Eisen.

Hintergrundinformation

Der Granatapfelbaum wird schon seit Jahrtausenden als besonders wertvoll verehrt. Nicht nur in der Bibel finden sich zahlreiche Hinweise auf ihn, auch in ägyptischen Grabstätten findet man gezeichnete Hinweise und in einigen aus der Zeit Ramses IV. sogar getrocknete Früchte.

In der griechischen Götterwelt ist der Granatapfel die Frucht der Persephone, Tochter Demeters, der Göttin der Erde, der Fruchtbarkeit und des Getreides. Sie wurde von Hades in die Unterwelt entführt, in die sie nach ihrer Befreiung während der dunklen Jahreszeit auf der Erde noch stets zurückkehren musste, da sie durch den Verzehr von Granatapfelkernen dazu verpflichtet war. Damit ist die Frucht symbolisch mit der ersten Erfahrung der Sexualität verbunden, deren Auswirkungen sich nicht mehr rückgängig machen lassen, Persephone muss regelmäßig zurück in die Unterwelt des Hades.

Als sich einmal die drei griechischen Göttinnen Hera, Athene und Aphrodite stritten, wer die Schönste von ihnen sei, ließ Zeus den Trojaner Paris entscheiden. Die drei versuchen diesen daraufhin zu bestechen, am Ende überreicht Paris derjenigen den Granatapfel der Gewinnerin, die ihm am meisten zu bieten hat: die Liebe der schönsten Frau der Welt. Aphrodite, wer sonst.

Jahrhundertelang galt der Granatapfel im Mittleren Osten als Symbol der Göttin und der Fruchtbarkeit. Frauen, die wissen wollten, wie viele Kinder sie gebären würden, schleuderten reife Granatäpfel mit aller Kraft auf den Boden. Sie glaubten, die Zahl der herausfallenden Samen entspräche der Zahl ihrer künftigen Kinder. Einen ähnlichen Brauch gab es in verschiedenen Ländern Lateinamerikas, wo rituell ein halbierter Granatapfel, dessen Hälften mit Honig beschmiert und nach dem Hineinlegen eines Zettels mit dem Namen der sich Kinder wünschenden Frau wieder zusammengefügt wurden, der Empfängnis bringenden Mondgöttin dargebracht wurde.

In Griechenland dagegen verschrieben Ärzte ausgehöhlte Granatapfelhälften als Gebärmutterkappe zur Empfängnisverhütung. Was sie wohl veranlasst hat, gerade eine Frucht zu diesem Zwecke zu wählen, die reich an Phyto-Östrogenen ist?

In China steht der Granatapfel wegen seiner vielen Kerne symbolisch für Fruchtbarkeit und Kinderreichtum.

Die Frucht wird mehrfach im Alten Testament der Bibel erwähnt, angeblich soll der Granatapfel genau 613 Kerne haben, was der Zahl der Gesetze im Alten Testament entspricht.

Eine lang vergessene naturheilkundliche Anwendung des Granatapfels bestand in einem mit Muskat, Zimt und weiteren Gewürzen bzw. Heilmitteln versetzten Sirup, dessen Einnahme gegen die Übelkeit während der ersten Schwangerschaftsmonate wirken sollte.

In der Medizin erforscht man zurzeit eine positive Wirkung von Granatapfelsaft auf Prostatakrebs.

Der Geburtstag der Granatapfelmenschen fällt auf den 10. Juni.

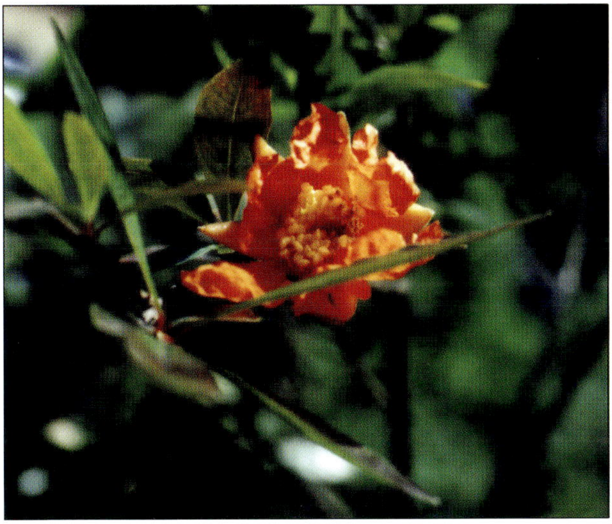

Porträt der Blütenessenz

Allgemein

Granatapfelessenz wird gelegentlich als Frauenmittel bezeichnet, aber so ganz richtig ist das nicht. Es geht um die Polarität männlich-weiblich, wie sie sich zum Beispiel im bekannten Yin-Yang Symbol ausdrückt, das für das Tao, die Ganzheit steht. Nach der taoistischen Philosophie, von der wir im Westen viel gelernt haben und noch lernen können, kommt man zur Ganzheit nicht, indem man seinen Gegenpol ablehnt, sondern sich im Gegenteil diesem zuwendet. Nichts wegmachen, sondern etwas hinzufügen - das erspart den Krieg mit sich selbst, mit Persönlichkeitsanteilen, die man vielleicht nicht mag. Tao bedeutet, dass, so wie die gesamte Menschheit aus Frauen und Männern besteht, auch jeder einzelne Mensch in sich Anteile beider Geschlechter hat. Tatsächlich kommen aus medizinischer Sicht weibliche Hormone in Männern und männliche in Frauen vor, was die These bestätigt.

Ein Ignorieren der gegengeschlechtlichen Anteile führt zum Verlust der inneren Balance und damit auf Dauer auch zu einer Instabilität im Körper, sprich: zu Symptomen. Ganz genau wie die Ablehnung des eigenen Geschlechts oder der innere Konflikt damit. Die Zeit im Leben, in der dies am deutlichsten wird, ist die Pubertät. Man sieht es den Jugendlichen an, dass sie sich ihrer selbst unsicher sind. Sie wissen noch nicht, wo es für sie langgeht. Die Pubertät ist auch die Zeit, in der es zu Essstörungen kommen kann, auch in diesem Zusammenhang kann die Hilfe des Granatapfels in Anspruch genommen werden.

Dieses Nichtwissen, wo man hingehört, muss sich auf der körperlichen Ebene bei Mädchen und Frauen nicht gleich so dramatisch wie durch Magersucht oder Bulimie äußern. Nicht untypische Zeichen sind Menstruationsbeschwerden, Nieren- und Blasenproblemen oder problematische Geburten. Die Erfahrung hat gezeigt, dass bei Symptomen, denen ein Konflikt mit der eigenen Weiblichkeit zugrunde liegt, Granatapfelessenz von großem Nutzen sein kann, sowohl bei innerer Einnahme also auch bei äußerer Anwendung als Zusatz zu einem Massageöl.

Unfruchtbarkeit ohne organische Ursache ist ein weiteres Thema der Granatapfelessenz. Und Schwierigkeiten mit Männern.

Bei diesen selbst ist die Granatapfelessenz ebenfalls häufig angezeigt, wenn sie sich nämlich weigern, ihre weiblichen Anteile an- oder auch nur wahrzunehmen. Wenn sie sich voll auf ihre männliche Rolle fixiert keine Passivität gestatten können, wenn sie Weichheit und Nachgiebigkeit als Schwäche betrachten – wenn sie nicht zärtlich sich selbst gegenüber sein können. Unser kleines Paradox: Granatapfel macht Frauen stark und Männer schwach, wobei beiden geholfen wird, ihre wahre Identität zu finden.

Als Vermittlerin weiblicher bzw. Yin-Energie besitzt die Granatapfelblüte einen besonderen Bezug zum Konzeptionsgefäß, demjenigen Akupunkturmeridian, der alle Yin-Energie sammelt und verteilt. Eine ausreichende Energieversorgung dieses Meridians hilft bei der Wahrnehmung aller spezifisch weiblicher Aufgaben, sorgt dafür, dass ausreichend Kraft und Selbstvertrauen zur Verfügung steht.

Persönlich

Der Granatapfel spricht die weiblichen Persönlichkeitsanteile in jedem Menschen an. Achten Sie einmal auf die Frau in Ihnen, egal ob Sie Mann oder Frau sind, und darauf, ob Sie dieser Frau in sich wirklich genügend Raum lassen. Sollten Sie das nicht tun, werden Sie als Frau möglicherweise in eine weibliche Identitätskrise geraten, werden sich Ihrer Rolle und Aufgabe in der Gesellschaft wie im persönlichen Umfeld nicht sicher sein, werden sich nur schwer orientieren können.

Können Sie sich selbst beobachten, unvoreingenommen? Wie Sie sich beispielsweise bewegen? Wie Sie auf andere Menschen zugehen? Auch wie Sie im Spiegel aussehen? Ist da Unsicherheit? Ein Gefühl von Unbeholfenheit? Ein innerer Vergleich mit anderen? Können Sie sich vorstellen, sich in Ihrem Körper richtig wohlzufühlen – wie das wohl wäre? Oder bekommen Sie eine Krise, sobald Sie in den Spiegel schauen?

Mangel an weiblicher Energie kann sich im typischen Gefühl der Hilflosigkeit und Unsicherheit manifestieren. Geht's Ihnen manchmal so, dass Sie sich wünschen, jemand käme, nähme Sie bei Hand und regelte alles?

Manche dieser gewünschten Märchenprinzen kommen allerdings nicht von alleine. Und wenn sie mal da sind, suchen sie oft eher eine Haushaltshilfe, als eine Partnerin. Lassen Sie sich nicht fremdbestimmen, starke Männer können starke Frauen aushalten, ja benötigen sie, wenn das Tao Recht haben sollte. Wer sein Schicksal selbst in die Hand nimmt, kann auch selber bestimmen, wie es sich entwickeln soll. Unterstützung bietet diese wunderschöne Blüte.

Bezug zu Schwangerschaft und Geburt

- Mut, zu den eigenen Bedürfnissen zu stehen
- hilft, sexuelle Bedürfnisse und Wünsche zu äußern
- bei Ablehnung der Sexualität zu sich selber finden
- hilft, eigene Bedürfnisse offensiv durchzusetzen
- Weiblichkeit und Schwangerschaft annehmen können, sich wohlfühlen können
- Vertrauen in die natürlichen Vorgänge einer Geburt haben
- während jeder Phase der Geburt zur Harmonisierung der Stimmungslage
- Hilfe bei der Auslösung von Wehen
- bei zu schwachen Kontraktionen, sich lange hinziehender Geburt
- bei spastischen Wehen
- bei Schmerzen in der Austreibungsphase
- in Phasen hormoneller Umstellung
- bei Gefühl, Sklavin der eigenen Physiologie zu sein, vom Körper beherrscht, von der Schwangerschaft fremdbestimmt
- bei aufkommender Panik
- bei Problemen und Schmerzen im Unterleibsbereich
- bei Unfruchtbarkeit aufgrund unbewusster Ablehnung der Weiblichkeit

Johanniskraut | Hypericum perforatum

Stichworte	Innere Sicherheit
Kurzbeschreibung	Bei nagender Ungewissheit, Zukunftsängsten, Unsicherheit, Schüchternheit, Angst vor dem Unbekannten, Irritierbarkeit, mangelnder Selbstsicherheit

Porträt der Pflanze

Johanniskraut ist eine sehr häufig vorkommende Pflanze, die sich sowohl auf Wiesen und Heiden als auch an Waldrändern oder sogar in Laub- oder Mischwäldern in ganz Europa, Vorderasien und Nordafrika ansiedelt. Sie wird zwischen 30 und 60cm groß und besitzt einen aufrechten Stängel, der sich nach oben hin verzweigt. Die Blüten bestehen aus den gelben büscheligen Staubblättern und fünf gelben Kelchblättern. Blütezeit ist von Juni bis in den Oktober hinein.

Die Pflanze enthält neben ätherischen Ölen, Harzen und Gerbstoffen auch den roten Farbstoff Hypericin. Dieser färbt nicht nur beim Zerreiben die Finger rotblau, sondern auch das bekannte Johanniskrautöl. Hypericin kann bei Tieren, die sich zu viel von der Pflanze einverleibt haben, zur „Lichtkrankheit" führen, deren Erscheinungen bis zu schweren, sogar tödlichen Vergiftungen reichen können, sofern das Tier nach Verzehr im (Sonnen-) Licht verbleibt. Ein anderer Name für Johanniskraut ist auch Hartheu. Es gibt mehrere Vertreter der Hartheufamilie, arzneilich wertvoll ist das hier beschriebene echte Hartheu, eine vergleichbare Wirkung als Blütenessenz geht auch vom „Schönen Hartheu" (Hypericum pulchrum) aus.

Hintergrundinformation

Johanniskraut ist eine sehr alte Heilpflanze. Im christlichen Kalender ist der 24. Juni Johannistag, und in der Tat empfiehlt es sich, diesen oder die

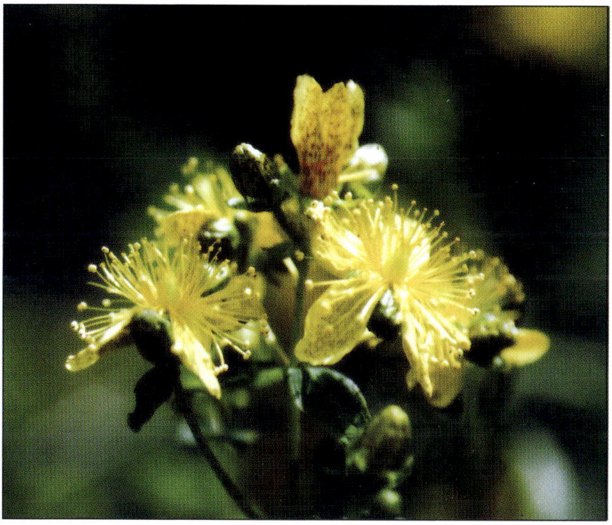

Tage kurz davor (abhängig von den Wetterverhältnissen) zur Gewinnung der Blütenessenz zu nutzen, am günstigsten sind die Tage zwischen Sommersonnenwende und Johannistag. Am 21. Juni feierten unsere Vorfahren das Sonnenwendefest und schmückten die Altäre mit den gelben Blüten des Johanniskrautes. Man wand Johanniskrautkränze für sich selbst, die man nach dem Fest über das Hausdach warf. Diese symbolische Handlung sollte das Haus und seine Bewohner das kommende Jahr hindurch beschützen und vor allem Unheil bewahren. Glück und Gesundheit wurden so sichergestellt. Dieser ehemals heidnische Brauch erhielt sich tatsächlich auch noch in christlichen Zeiten, wurde später doch der Kranz ins Fensterkreuz oder in eine Stubenecke gehängt als Schutz vor Unglück. Blieb die grüne Farbe des Krautes „zufällig" das ganze Jahr hindurch erhalten, bedeutete dies außerordentliches Glück für die Bewohner des Hauses. Um besonders wirkungsvoll zu sein, war es Vorschrift, das Kraut am Johannistag um 12 Uhr mittags in vollkommenem Schweigen, ohne nach rechts oder links zu schauen, zu pflücken. Wer so tat und es anschließend bei sich trug, war nicht nur gegen Kugel- und Stichverletzungen gefeit, sondern errang zudem Liebe und Freundschaft derjenigen, denen er zu gefallen suchte. Aus diesem Grunde wurde die Pflanze sogar „Liebeskraut" genannt. In Tirol soll es noch heute den Brauch geben, Johanniskraut als Schutz und Muntermacher auf weiten Wanderungen in die Schuhe zu legen. Mythologie und Folklore, wie sie in Gertrude Jobes Dictionary beschrieben und zusammengefasst werden, bezeichnen Johanniskraut als die schützende Pflanze für die am 29. Juni geborenen.

In der Volksheilkunde sind einige Kräuter bekannt, denen die Kraft zugeschrieben wird, den Teufel in die Flucht zu schlagen, ein alter Vers lautet beispielsweise: „Dosten, Hartheu, weiße Heid', thun dem Teufel alles Leid." Hält man die kleinen Blättchen der Pflanze gegen das Licht, kann man durchsichtige Punkte erkennen. Der Legende nach sind dies die Male der Nadelstiche des Teufels, welche der Pflanze keinen wirklichen Schaden zufügen konnten – in Wirklichkeit handelt es sich dabei aber um die sichtbaren Öldrüsen, die das aromatisch riechende Öl produzieren. Paracelsus interpretierte diese Eigenart der Pflanze so: „In solchem will ich Euch diese Declaration geben, daß die Löcherung, so porosisch in seinen Blättern sind, anzeigen, daß dies Kraut zu aller Öffnung inwendig der Haut, auch auswendig ein Hilf ist." Was, wie sich zeigte, sowohl auf Johanniskrautöl als auch die Essenz zutreffen sollte.

Der Überlieferung zufolge ließ Herodias, Gattin des Statthalters Herodes, den Widersacher ihres Mannes, Johannes den Täufer, ermorden, weil dieser dessen Schandtaten öffentlich in Predigten kritisiert hatte. Außer sich vor Wut geriet sie, als ihre Tochter Salome zu Ehren ihres Vaters auf einem Fest tanzte und hierbei die Schmähungen des Johannes in tänzerische Bewegung umsetzte. Sie ließ sich sein Haupt in einer Schüssel bringen und geriet bei diesem Anblick dermaßen in Rage, dass sie die „böse Zunge" des Kontrahenten kurzerhand mit einer goldenen Haarnadel durchstach. Das herausspritzende Blut fiel auf die Erde und brachte eine Blume hervor, die der ewigen Erinnerung an diesen Mord und der Warnung vor dem Bösen überall dienen sollte, vor allem aber jenen, die einsam und ohne Hilfe waren. Johannes des Täufers Blut fließe demnach durch die Adern dieser Pflanze, so wurde behauptet, was sich allein daran zeige, dass rote Flüssigkeit beim Zerreiben der Blätter aus der Pflanze austritt. Letztendlich half der Mord am Kritiker dem Herrscherpaar allerdings nicht mehr, denn die Kunde vom unrühmlichen Lebenswandel war bereits bis nach Rom gedrungen, wo man beschloss, den unwürdigen Herrscher abzusetzen und nach Gallien zu verbannen. Überall dort, wo dunkle Mächte walteten, brachte Johanniskraut Licht und Sonne, Aufklärung in dunkle Machenschaften. Aber nicht nur das, sogar Aufklärung des Himmels sollte in der Macht des Krautes stehen, was den Ruf erklärt, den man aus dunklen Gewitterwolken vernommen zu haben glaubte: „Ist denn da kein alte Frau, die da weiß vom Hartenau, daß es das Gewitter stau?"

Naturheilkundlich kann Johanniskraut bei Erkrankungen der Leber eingesetzt werden, als Tee, der über einen längeren Zeitraum getrunken werden muss. Er wird stimmungsaufhellend bei Niedergeschlagenheit bis hin zu Depressionen eingesetzt. Darüber hinaus kennt man seine Wirkung bei Menstruationsbeschwerden, Bettnässen der Kinder, Magendrücken und Kopfschmerzen, Rheuma und Hexenschuss. Als öliger Auszug verwendet man Johanniskraut äußerlich gegen alle möglichen Verletzungen, auch Brand- und Sonnenbrandverletzungen, Schürfungen und Quetschungen. Johanniskrautöl wirkt schmerzstillend und entzündungshemmend bei Neuralgien, Zerrungen, Ischias und Hexenschuss. Johanniskrauttinktur wird als alkoholischer Auszug hergestellt und dient als Erste-Hilfe-Mittel bei nervlichen Erschütterungen und Schocks.

Porträt der Blütenessenz

Allgemein

Johanniskrautessenz ist dann angezeigt, wenn man innerlich so blockiert ist, dass man keine Hilfe annehmen kann. So kann sie als öffnende Essenz verwendet werden, wenn man merkt, dass jemand dem Hilfsangebot misstraut. Manch schlechte Erfahrung mag eine solche Abwehrhaltung zur Gewohnheit haben werden lassen. Johanniskraut steht für die Qualität der Yang-Energie. Es ist nicht allein selbst Träger von Yang-Energie, darüber hinaus öffnet es vielmehr die betreffende Person für die Aufnahme dieser Energie. Wo Johanniskraut als Tee oder Öl im stofflichen Sinne jemanden für die Sonneneinstrahlung offen machen kann, was im schlechten Fall bis zum Sonnenbrand führen kann, öffnet die Essenz für die energetische Qualität der Sonne. Kurz: Johanniskrautessenz bringt mehr Sonne ins Leben, hilft, dunkle Bereiche auszuleuchten, und bringt Sicherheit. Schüchternen bis eingeschüchterten, ängstlichen, mit Erwartungsängsten belasteten Menschen gibt Johanniskraut die innere Sicherheit, die sie zur Bewältigung schwieriger Situationen benötigen.

Als Konstitutionsmittel ist es für furchtsame, unsichere, sensible, zurückhaltende Menschen geeignet. Oft sind es blasse, hellhäutige, blonde Menschen, viele von ihnen leiden an Hautproblemen. Möglich ist aber auch die

Anwendung bei sonst eher starken Persönlichkeiten, die angesichts einer Herausforderung mit ungewissem Ausgang Zukunfts- oder Erwartungsängste entwickeln, weil sie eben nicht wissen, was auf sie zukommt. Daher ist es ein Mittel, das Erstgebärenden Mut und Zuversicht geben kann. Frauen, die bereits die Erfahrung des Gebärens gemacht haben und sich vor einer weiteren Geburt fürchten, ist eine Kombination mit dem Doldigen Milchstern zu empfehlen.

Johanniskrautessenz hilft bei jenem grummelnden Gefühl im Bauchraum, das Bedrohungen anzeigt, das durch Unverdautes oder Unverdauliches erzeugt werden kann und Angst macht. Z.B. auch die Angst im Dunklen, die manche Kinder plagt, die bei geschlossener Kinderzimmertür nicht schlafen können und/oder ins Bett machen, obwohl sie aus dem Alter eigentlich schon heraus sind. Äußerlich angewandt kann Johanniskrautessenz in Creme oder Öl oder auch pur auf den Bauch gegeben werden, sie beruhigt und stabilisiert das Sonnengeflecht, bringt Ruhe und Sicherheit.

Persönlich

Da mag der Kopf noch so sehr beteuern, dass alles in Ordnung ist – was nützt es, wenn das Herz und der Bauch ganz anderes wahrnehmen? Der Doktor sagt, alles sei, wie es soll, aber kann man da wirklich hundertprozentig sicher sein? Und hat er nicht so merkwürdig seine Stirne gerunzelt beim Ultraschall? Mag es einen guten Grund geben oder nicht, dies unsichere Gefühl im Bauch besteht, eine ängstliche Erwartungshaltung, die durch keine guten Worte zu beruhigen ist. Da ist einfach keine innere Sicherheit – nur Angst. Angst vor irgendetwas, das man gar nicht richtig fassen kann. Angst vor dem Morgen, Angst, allein zu sein, Angst im Dunklen oder auch im neonhell erleuchteten Krankenzimmer, Angst, verlassen zu werden, keinerlei Unterstützung zu erhalten, Angst, dass vielleicht alles ganz anders wird als erwünscht und erhofft.

Geht es Ihnen so? Reagieren Sie auf beruhigendes Zureden vielleicht sogar noch aufgeregter? Glauben keinem Menschen, was er oder sie auch sagt, fühlen sich hintergangen, im Stich gelassen? Spüren dieses merkwürdige Gefühl im Bauch, das sich anfühlt wie Leere, sich aber beim ersten Bissen in Übelkeit verwandelt?

Johanniskraut beruhigt. Zuerst im Sonnengeflecht, diesem großen Netzwerk aus Nerven, das Ihr Inneres steuert. Stress und Spannung werden aufgelöst, Sie können wieder richtig durchatmen, Ihre ganze Situation freier und objektiver betrachten und nicht durch die Angst beeinflusst und gesteuert. Johanniskraut hilft Ihnen, gut durchschlafen zu können, lässt sich freuen auf den kommenden Tag und verleiht Ihnen so viel innere Sicherheit, wie Sie brauchen können. Es lässt die Albträume verschwinden und lehrt Sie, wieder zu vertrauen, sich selbst, Ihrem Partner, Ihrem Schicksal.

Bezug zu Schwangerschaft und Geburt

- bei unerklärlichen Ängsten und Befürchtungen
- vage Ängste um etwaige Krankheiten und/oder Missbildungen des Kindes, auch wenn kein medizinischer Befund dafür spricht
- Ängste vor Umwelteinflüssen, vergifteter Luft und Nahrung unabhängig von tatsächlich bestehender Umweltbelastung und Ernährungslage
- bei Aufregung und Unsicherheit
- bei Albträumen
- Ängste, verfolgt zu werden
- bei Verdauungsstörungen, Bauchschmerzen
- bei Hautproblemen
- Schwierigkeiten beim Wasserlassen
- wenn man sich selbst, sein Schicksal und seine Zukunft ohne erkennbaren Anlass in Frage stellt
- wenn man verlernt hat, auf die innere Stimme zu hören
- Verlust von Instinkt und Intuition
- Verlust des Vertrauens in sich selbst und in den Partner

Kiefer | Pinus sylvestris

Stichworte	Nachsichtigkeit sich selbst gegenüber
Kurzbeschreibung	Für Menschen, die sich selbst zur 100%igkeit antreiben und mit Schuldgefühlen und schlechtem Gewissen reagieren, wenn sie diese nicht erreichen. Hilft bei der Versöhnung mit sich selbst

Porträt der Pflanze

Die Waldkiefer ist ein einheimischer Nadelbaum, dessen Form in jungen Jahren an einen Kegel erinnert, während später die Krone eher Kugelform annimmt. Ältere Bäume besitzen in den unteren Abschnitten des Stammes keine Äste. Sie werden bis zu 40m hoch. Die Rinde ist grau mit tiefen Rissen und Furchen. Die Nadeln werden bis zu 8cm lang und sind grün in Schattierungen von grau bis blau. Der Baum ist zweigeschlechtig, seine männlichen Blüten erscheinen ährenförmig und sind leuchtend gelb, während die weiblichen rot und zapfenförmig eher unscheinbar sind. Blütezeit ist April und Mai.

Die Waldkiefer ist eine sehr robuste Pflanze, die sich auch in Höhen wild ansiedelt, die Laubbäumen keine günstigen Lebensbedingungen mehr bieten, sie findet auch auf felsigem oder Sandboden noch Halt. Die Kiefer bevorzugt nährstoffreichen Boden, stellt aber keine besonderen klimatischen Bedingungen bei der Auswahl ihres Standortes.

Es gibt in Europa über 150 verschiedene Kiefernarten, diese spezielle hat die weiteste Verbreitung von allen, sie ist in ganz Europa bis hin nach Asien anzutreffen. Dieser Baum besitzt eine große Bedeutung als Nutzholz und ist von daher auch ein wichtiger Forstbaum.

Hintergrundinformation

Die Kiefer ist ein sehr anspruchsloser, bescheidener Baum, der sich auch in extremen Verhältnissen zurechtfindet. Sie wächst auf Sand- ebenso wie auf Felsboden und war von daher prädestiniert, als Pionierpflanze nach der letzten Eiszeit den Urwald Mitteleuropas zu bilden. Sie ist sehr anpassungsfähig und flexibel, verwendet den Wind zur Bestäubung und Verbreitung der eigenen Art.

Das Holz dieses Baumes ist voller Harz, was es sehr lange brennen und zudem dabei einen angenehmen Geruch verbreiten lässt. Früher verwendete man das Innere der Kiefernadeln als Füllmaterial für Matratzen und Kissen. Wenn man sie nämlich in warmem Wasser einweicht, platzt die harte Nadelhaut auf und gibt die weichen Fasern in ihrem Inneren frei. Durch anschließendes Trocknen produzierte man früher die „Waldwolle".

Das Harz der Kiefer enthält als wichtigsten Bestandteil das Terpentinöl, das bereits vor Tausenden Jahren zur Mumifizierung der Größen Ägyptens verwendet wurde. Über diesen seltenen Gebrauch hinaus findet Kiefernharz vielerlei Verwendung z.B. bei der Herstellung von Lacken. Das ätherische Öl Terpentin besitzt gesundheitsfördernde Wirkung und ist besonders geeignet zur Inhalation bei Erkältungskrankheiten, was sicher auch auf seinen wirksamen Inhaltsstoff, das Vitamin C, zurückzuführen ist. Es beruhigt Hustenreiz, hilft beim Abhusten und desinfiziert die Luftwege. Auch als Badezusatz, Tee oder Bestandteil von Cremes und Salben wird Terpentinöl benutzt, wobei nicht unerwähnt bleiben soll, dass durch die Menge des von Kiefern produzierten Terpentins dies auch noch ein sehr preisgünstiges einheimisches Heilmittel ist.

Bekannt ist in der Naturheilkunde auch die emotional und psychisch beruhigende Wirkung der Kiefer. Es mag belächelt werden, doch als „Hausaufgabe" für Hilfe suchende übererregbare und problembeladene Menschen hat es sich bewährt, sie an einen Ort mit Kiefern zu schicken und dort ein wenig zu verweilen und bewusst tief durchzuatmen. Die Anwendung des Terpentins über die Duftlampe wirkt da ähnlich: Aufgestaute Tränen und Verletzungen können sich durch Einatmen des Terpentins lösen, ihren Weg nach außen bahnen und dadurch Platz machen für Ruhe, Gelassenheit und Zuversicht. Melancholie und Wehmut werden ersetzt durch Geborgenheit. Vielleicht ist dies ein Grund dafür, dass Grabstätten und Versammlungsorte der Germanen oft mit Kiefern bepflanzt wurden.

Im keltischen Baumhoroskop gibt es gleich zwei Zeiten, nämlich vom 19. bis 28. Februar und vom 24. August bis zum 2. September, die den dann Geborenen den Schutz des Gottes der Kiefer zuordnen. Besonders Frauen, die zu diesen Zeiten geboren werden, verheißt die Kiefer Gedeihen und Gesundheit.

Porträt der Blütenessenz

Allgemein

Kiefernblütenessenz wurde schnell eine der meistverwendeten Blütenessenzen in der Geburtsvorbereitung. Ihre Wirkung, das schlechte Gewissen zu erleichtern, wird wohl von jedem dann und wann gebraucht. Sie kann im weitesten Sinne verstanden werden, die Kiefer unterscheidet nicht zwischen realer oder nur eingebildeter Ursache des schlechten Gewissens – sie wirkt auf das Gefühl, welches vollkommen real ist.

Zuerst einmal erleichtert Kiefernessenz denen die Last, die eine Ursache für ihre Schuldgefühle benennen können, die einen Fehler gemacht haben oder etwas übersehen, die jemanden geschädigt oder verletzt haben, was ihnen später leidtut. Sie verurteilen sich selbst und nehmen die Schuld auf sich. Es ist allerdings unrealistisch zu glauben, die Verletzung, die ich jemandem zugefügt habe, heile schneller, wenn ich mich schuldig fühle. Schuldgefühle können einen auf etwas Wichtiges hinweisen, darüber hinaus haben sie aber auch etwas Selbsterhaltendes, das auf ihre „Opfer" selbstzerstörerisch wirkt.

Manche Menschen wissen nicht, ob sie wirklich die Ursache eines Unglücks waren, können sich aber nicht verzeihen, nicht zur Stelle gewesen zu sein oder nichts unternommen zu haben, als man es noch hätte verhindern können. Sie plagen sich mit Gedanken im Konjunktiv: Wäre ich damals doch – hätte ich nur. Auch wenn es keinerlei Beweis für ein Verschulden gibt, halten sich manche Menschen selbst für schuldig und misstrauen denen, die ihnen, wie sie glauben, weismachen wollen, sie seien für das Unglück nicht verantwortlich.

Eine weitere Menschengruppe scheint sich generell für schuldig zu halten, egal, was passiert. Alles, was schiefgeht, fällt in ihre Verantwortung, und sie wissen immer schon, bevor etwas passiert, dass sie dran schuld sein werden. Sie befinden sich stets in einem Emotionalzustand, der demjenigen derer ähnelt, die als Partygäste bei der Pointe ihres Witzes augenblickliches Verstummen

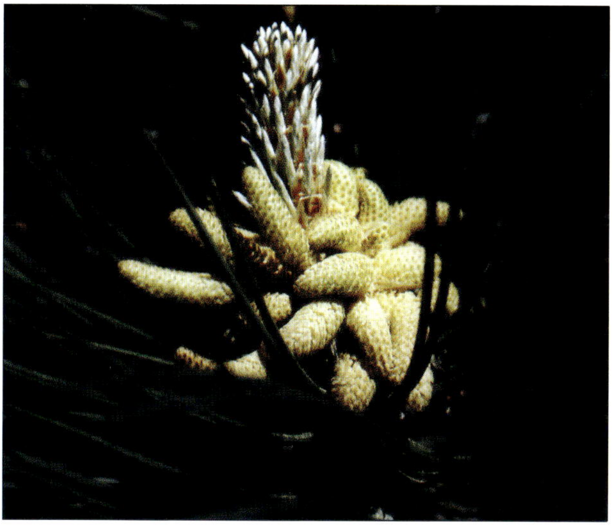

sämtlicher Stimmen im Raum erleiden müssen. Wieder andere scheinen von peinlichen Situationen geradezu magisch angezogen zu werden. Ein Leben wie im Fettnapf.

Am schlimmsten aber ist die Unerbittlichkeit mit sich selbst, die all diesen Mustern zugrunde liegt. Man kann sich selbst nicht verzeihen. Man fordert von sich das Höchste, dessen Nichterreichen unerbittliche Verurteilung zur Folge hat. Man kann sich weder verzeihen, damals gerade ein Mittagschläfchen gehalten zu haben, als das Kind die Treppe herunterfiel, noch die Tatsache, beim Hundertmeterlauf nur Vierter geworden zu sein, und schon gar nicht, weniger schön zu sein als ... Jeder kleine Fehler, jeder reale oder nur eingebildete Makel zieht erbarmungslose Bestrafung durch ein schlechtes Gewissen nach sich.

Sehr nützlich ist die Kiefernblüte während der Schwangerschaft, wenn die werdende Mutter sich vermeintlich nicht so verhalten hat, wie das einer werdenden Mutter vorgeschrieben wird, wenn sie herumgetobt oder ein Glas Wein getrunken hat oder ähnlich Verwerfliches trieb, am Ende bleibt oft der Gedanke „...ob das wohl dem Kind geschadet hat?“ Eine Frage, die in der Regel unbeantwortet bleibt. Ob allerdings ein schlechtes Gewissen der Schwangeren dem Kind zuträglich ist, kann bezweifelt werden.

Persönlich

Natürlich wünschen Sie sich für sich selbst und Ihr Kind nur das Beste, alles soll Ihren Wünschen und Bedürfnissen gemäß ablaufen, komplikationslos, harmonisch, ideal. Aber können Sie es auch aushalten, wenn es nicht ganz so ideal läuft? Wenn irgendetwas dazwischen kommt? Achten Sie bei dem, was Sie sich wünschen, auch darauf, realistisch zu bleiben? Oder verlangen Sie von sich von vornherein, die ideale Schwangere zu sein, im besten Einklang mit ihrem Kind und der schönsten, problemlosen, ganz natürlichen Geburt ohne Medikamente, Schnitte, Risse, Komplikationen und ärztliche Eingriffe mit dem perfekten Partner an Ihrer Seite?

Sicher ist es schwer, notwendige ärztliche Maßnahmen über sich ergehen zu lassen, aber bietet es wirklich eine ausreichende Begründung für einen solchen inneren Absturz? Können Sie es sich dann verzeihen, nicht perfekt gewesen zu sein? Oder können Sie erleichtert sein, solche Hilfe überhaupt zur Verfügung zu haben? Die Kiefer lässt Sie sanfter und nachsichtiger mit sich selber sein. Sie lässt Sie begreifen, dass Sie Ihr Bestes tun und getan haben, statt sich selbst verurteilen zu müssen. Wenn irgendetwas nicht so klappt wie gewünscht, bedeutet dies nicht automatisch Ihr Versagen, sondern eher eine Gelegenheit, sich Beistand und Hilfe zu holen.

Manche Frauen erleben nicht nur eine scheinbar unerklärliche Traurigkeit, nachdem sie ihr Kind auf die Welt gebracht haben, sie neigen auch dazu, sich selbst dafür mit einem schlechten Gewissen zu strafen, nicht die strahlende, wunderbare Mutter zu sein, sondern ein kleines Häufchen Elend. Verlangen Sie doch nicht soviel von sich, lassen Sie Ihre Schwächen ruhig zu. Leicht gesagt. Man kann sich nicht so einfach verstandesmäßig entscheiden, dass es nun besser ist, nun aufzuhören, bestimme Dinge zu fühlen. Diskussionen über das, was hätte anders laufen können, nützen nicht im Geringsten, ebenso wenig wie Vergleiche mit anderen Müttern, die es vielleicht ebenfalls nicht leicht hatten. Auf der Gefühlsebene können aber Blütenessenzen helfen und im Falle, dass Sie sich als Versagerin fühlen sollten, wenn irgendetwas nicht so läuft, wie Sie es möchten, ist es besonders die der Kiefer. Sie versöhnt Sie mit sich selbst, hilft Ihnen, zufrieden und ausgeglichen zu werden.

Bezug zu Schwangerschaft und Geburt

- bei Perfektionismus

- wenn alles bis ins kleinste Detail vorgeplant werden muss, bevor man innerlich ruhig wird
- bei Schuldgefühlen aufgrund nicht idealen Schwangerschaftsverlaufes
- bei Schmerzen
- bei Verdauungsproblemen
- bei Unzufriedenheit mit sich selbst, der Schwangerschaft, der Mutterschaft
- bei schlechtem Gewissen aufgrund von Problemen mit dem Baby
- wenn das Baby die Brust ablehnt
- wenn Unvorhergesehenes eintritt, was ärztliche Hilfe notwendig macht
- bei Versagensängsten
- Gefühl nicht bzw. niemals gut genug zu sein

Kirsche | Prunus avium

Stichworte	Lebensfreude, Lebenslust, Fröhlichkeit
Kurzbeschreibung	Hilft einem wieder hoch, wenn man im Alltag nur noch die grauen Seiten wahrnehmen kann, wenn Leichtigkeit, Unbeschwertheit und Begeisterungsfähigkeit abhanden gekommen sind

Porträt der Pflanze

Der Kirschbaum ist ein Mitglied der großen Familie der Rosengewächse. Er kann recht stattlich werden, bis zu 30m hoch. Seine Blüten besitzen fünf Blütenblätter, sind von reinem, fast durchsichtigem Weiß und umhüllen oft die ganzen Zweige des Baumes. Blütezeit ist April bis Mai, anschließend entfalten sich die spitz-ovalen Blätter. Die hell- bis dunkelroten Kirschen reifen bis Juni, Juli. Sie hängen meist in Zweiergruppen an den Zweigen.

Der aus Vorderasien stammende Baum ist heute in ganz Mitteleuropa verbreitet, wo er zum Teil wieder verwildert ist und sich an Waldrändern angesiedelt hat.

Hintergrundinformation

Die ursprüngliche Heimat des Kirschbaumes liegt in Persien. 74 v. Chr. besiegte der römische Feldherr Lucullus den König Mithridates und zerstörte Cerasus, eine Stadt am Schwarzen Meer, wo erste Kulturformen gezüchtet wurden. Er brachte von dort aber einen Sauerkirschbaum mit nach Rom, wo er der „Mutterbaum" für in rascher Folge entwickelte neue Arten wurde. Auch wenn die hier beschriebene Blütenessenz eine italienische ist, war es für den Kirschbaum von dort aus keine große Reise mehr nach Deutschland, wo er schnell heimisch wurde. Das gilt nicht nur für kultivierte Arten, sondern

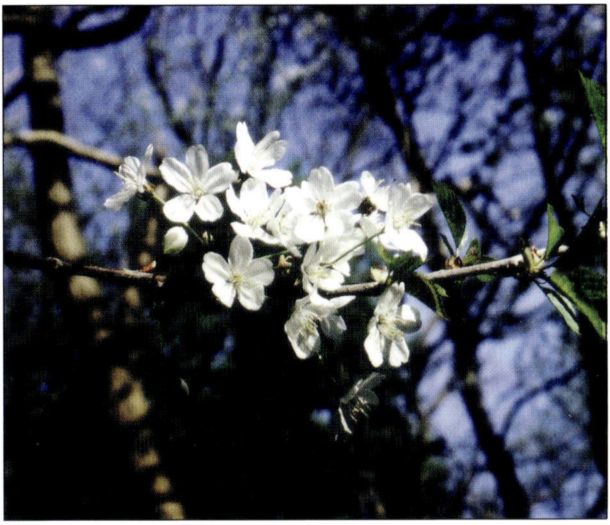

auch für wieder „verwilderte'. Zur letzten Jahrhundertwende zählte man bei uns etwa 300 verschiedene Kirschbaumarten.

Die Früchte besitzen wenig Fett und Eiweiß, dafür Vitamin C und weitere Stoffe. Ihr Genuss regt Verdauung und Harnorgane an und stärkt den Stoffwechsel.

In der Naturheilkunde verwendete man süße Kirschen als mildes Abführmittel. Gedörrte Sauerkirschen wurden als Kühltrank bei hohem Fieber verabreicht. Ein Absud aus Kirschenstielen war ein besonders für Kinder geeigneter Hustensaft, der dabei half, den Schleim in den Atmungsorganen zu lösen und leichter abhusten zu können. Kirschstieltee galt überdies auch als Mittel gegen Blutarmut. Getrocknete und gemahlene Kirschkerne sollen, in Wein eingenommen, Nieren- und Blasengries auflösen. Beim Beschneiden der Bäume austretendes Harz wurde in Wein eingelegt oder zur Tinktur verarbeitet und ebenfalls als Mittel gegen chronischen Husten eingesetzt.

Berühmt ist das Kirschblütenfest in Japan, wo die Kirsche als Symbol der Vergänglichkeit menschlichen Lebens, der Reinheit und des Todes gilt. Die Blüte „wandert" aufgrund unterschiedlicher Klimazonen in Japan von Süden nach Norden. Der Termin, zu dem die sogenannte Kirschblütenfront Einzug hält, wird offiziell kurz vor Festbeginn bekannt gegeben.

In der Mythologie finden wir eine Verbindung von Kirschbaum und Mond. Bisweilen wurde der Kirsch- gar Mondbaum genannt, denn geweiht war er der Mondgöttin Artemis. Er symbolisiert, ganz wie der Mond, die Fruchtbarkeit der Erde, Werden und Vergehen, Tod und Wiedergeburt.

In der christlichen Symbolik ist die Kirsche genau wie der Apfel eine „verbotene“ Frucht. In der alten Kirchenlehre hieß es, dass Maria die Sünde auf sich genommen hat, um sie durch ihre Reinheit in das Gute zu verwandeln. Man sieht es u.a. auf Tizians Bild „Madonna mit den Kirschen“.

Der Überlieferung zufolge kann man in Vollmondnächten die Baumgeister in weißen Schleiern um den Stamm tanzen sehen. Es sind die „weißen Frauen“, ehemals göttliche Wesen, die nun auf Erlösung von ihrem Bann hoffen.

Als Orakel dienen am 4. Dezember von jungen Mädchen geschnittene Kirschzweige. Sie werden in eine Vase gestellt, und wenn sie blühen, winkt ein gutes Jahr. Wenn nicht, gilt es allerdings als schlechtes Omen.

Porträt der Blütenessenz

Allgemein

Die Kirschblüte ist für Menschen geeignet, die ein zu stark kopforientiertes und -dominiertes Leben führen. Oft sind es Menschen, die ihr Handeln ausschließlich nach Kriterien der Vernunft ausrichten und dadurch den Kontakt zu den übrigen Aspekten des Lebens verlieren. Die Kirschblüte dient, wenn die Begeisterungsfähigkeit abhandengekommen ist, man nur im Kopf lebt und den ursprünglichen Spaß am Dasein nicht mehr besitzt. Wenn man nicht mehr ausgelassen sein kann, Fröhlichkeit kindisch findet oder albern und erwachsenen Menschen nicht angemessen, kurzum: wenn man – vielleicht auch uneingestandenermaßen – im Innern gar keine Freude mehr am Leben hat.

Die Kirschblüte ist die Blüte der Verliebten, sie öffnet das Herz und lässt es wieder spüren, sie bringt das Kribbeln wieder ins Leben zurück, sie lehrt lachen und den „grauen“ Alltag leichten Herzens bewältigen. Mit allen Sinnen das Dasein im Hier und Jetzt genießen, ohne zu bewerten.

Wenn man innerlich resigniert hat und glaubt, sich nie wieder verlieben zu können, nie wieder eine/n PartnerIn finden zu können. Bei Gefühllosigkeit im Körper, Verspannungen im Hals- und Sonnengeflechtsbereich, Spannungskopfschmerzen und Sehstörungen.

Die Energie der Kirsche ist die eines ausgelassenen fröhlichen Kindes, das vor Freude nicht still sitzen kann, sondern sie mit jeder Faser seines Körpers ausdrücken muss. Sie ist die eines frisch Verliebten, dessen Herz vor Aufregung heftig pocht, der an nichts anderes denken kann, den zuweilen Anfälle von Albernheit überkommen und der vor Glück die ganze Welt umarmen könnte. Vielleicht streben Erwachsene das Verliebtsein auch deswegen an, weil es so viele Dinge so einfach macht, weil man einen kindähnlichen sorgenfreien Zustand (so alles gut geht) erlebt. Die Kirsche bringt das – vielleicht lange vergessene – Prickeln ins Leben zurück, wenn der Alltag grau und gram geworden ist, die Beziehung fad und flau, die Arbeit lästig und langweilig, wenn man dessen wirklich überdrüssig geworden ist und etwas daran ändern will.

Kirsche dient der Stärkung des Herz Chakra. Aufgrund seiner Wirkung auf alles, was mit dem Herzen zu tun hat, kann er auch im Zusammenhang mit dem Herz Meridian eingesetzt werden, besonders günstig ist hier Punkt 3 des Meridians.

Persönlich

Macht Ihnen nichts mehr richtig Spaß? Erscheint Ihnen alles grau und mühselig, ermüdend und langweilig? Haben Sie manchmal vielleicht gar das Gefühl, das Lachen verlernt zu haben? Und werden Sie womöglich richtig ärgerlich, wenn jemand Sie aufzumuntern versucht?

Versuchen Sie es einmal mir der Kirschblütenessenz. Kirsche lässt innerlich umschalten von Missmut, ja von Miesepeterei zu Fröhlichkeit. Der innere Perspektivwechsel kann umwerfend sein: auf einmal entdecken Sie witzige Details und interessante Alternativen, Sie werden neugierig, freuen sich auf das, was kommt und verstehen überhaupt nicht mehr, worüber Sie sich eigentlich so aufgeregt haben.

Kirsche kann Ihnen die Unbeschwertheit und Ausgelassenheit eines Kindes zurückgeben, sie zapft quasi Ihre eigene Erinnerung an und macht Ihnen klar: so bin ich einmal gewesen. War doch gar nicht so schlecht, oder? Und wäre es nicht ebenfalls gut, ach was: wunderbar, sich vor lauter Kichern nicht mehr bremsen zu können? Sie wissen doch noch, wie das geht?!

Wenn nicht, kann das Ihre Lebensqualität ganz schön beeinträchtigen. Haben Sie sich als Kind gestoßen, half manchmal ein einfaches Ablenkungsmanöver Ihrer Mutter, um das Heulen zu vergessen und sich auf etwas anderes zu konzentrieren. Die Aufmerksamkeit wurde weg vom Schmerz hin zu etwas anderem gelenkt, und schon tat es nicht mehr so weh. So ähnlich können Sie sich die Wirkung der Kirschblüte vorstellen. Sie hilft, nicht mehr nur das Negative zu sehen, sondern lenkt Ihren Blick auf die schönen Seiten.

Besonders während der Geburt selbst kann Ihnen die Kirsche helfen. Die Erfahrung kann so überwältigend (und dies nicht nur im positiven Sinne) sein, dass Sie innerlich alles nur noch abwehren wollen. Sie ärgern sich über all die Mühsal und den Schmerz, den Sie erleben, Sie ärgern sich über sich selbst, weil Sie sich auf so etwas eingelassen haben, gibt es etwa keine wirksamen Verhütungsmittel? Sie ärgern sich über Ihren Partner und seine hilflosen Bemühungen, Sie aufzuheitern, und vor allem ärgern Sie sich über diese anmaßende Hebamme, die alles besser weiß und Sie dauernd zu Dingen treiben will, auf die Sie keine Lust haben. Ganz schrecklich, das alles! Ehe Sie es sich versehen, beschäftigen Sie sich mit Streiten und nicht mehr mit dem, was nun gerade geschehen soll. Das ist ein Streit, den Sie nicht gewinnen können, weil es um gar nichts geht. Es gibt nichts zu gewinnen.

Außer wenn Sie den Streit aufgeben, indem Sie Zugang zu Ihren inneren Energieressourcen, Ihrem Optimismus und Ihrer natürlichen Lebensfreude finden.

Machen Sie es sich doch etwas leichter. Kirsche gibt Ihnen die Chance dazu.

Bezug zu Schwangerschaft und Geburt

- wenn einem der Alltag über den Kopf wächst
- wenn man keine Highlights im Alltagsleben erlebt
- wenn alles grau und freudlos erscheint
- lehrt, auch die andere Seite einer Sache zu betrachten
- bringt Sinnlichkeit und Genussfähigkeit
- lässt sich dem Körper und seinen Funktionen anvertrauen
- lässt akzeptieren, was nicht zu ändern ist
- entspannt aggressive Impulse
- macht kooperativ

Kleine Braunelle | Prunella vulgaris

Stichworte	Selbstannahme, Selbstheilung
Kurzbeschreibung	Lässt einen sich selbst akzeptieren, trotz oder gerade wegen der kleinen Schwächen und Fehler, hilft dadurch, die Selbstheilungskräfte anzuregen

Porträt der Pflanze

Die Kleine Braunelle gehört zur Familie der Lippenblütler, ist eine ausdauernde, immergrüne, alte Heilpflanze. Sie wurde schon lange für gesundheitliche Zwecke verwendet, da sie unter anderem ätherisches Öl, Gerb- und Bitterstoffe enthält. Die Pflanze selbst ist eher unscheinbar wird 10 bis 20cm groß, wächst auf Wiesen (am liebsten, wenn sie feucht sind) und Lichtungen und blüht braun bis violett zwischen Mai und Oktober. Die Blüten sind einzeln wenige Millimeter groß.

Hintergrundinformation

Die Kleine Braunelle erhielt ihren deutschen Namen aufgrund ihrer naturheilkundlichen Indikation: Sie wurde zum Gurgeln bei der sogenannten Halsbräune verwendet. Als Blütenessenz wurde sie in den USA entdeckt, nachdem sie als ursprünglich europäische Pflanze dorthin „auswanderte'. Sie ist nun weltweit unter ihrem englischen Namen Self-Heal bekannt, sie hat jedoch noch weitere Namen wie Allheil, Zimmermannskraut, Herz der Erde, Wundwurz und Blaulöckchen.

Lange Zeit hielt man die Braunelle für das beste aller Kräuter. Viele Familien benutzten es als bewährtes Hausmittel bei allen möglichen Leiden wie Wurmbefall, Verstopfung, Halsschmerzen, Nieren- und Gallensteinen und sogar bei Zahnschmerzen. Allgemein wurde sie auch als Wundmittel verwendet, bei Schnitt- und sonstigen Verletzungen – daher auch der Name Zimmermannskraut in Anspielung auf den verletzungsgefährdeten Beruf, deren Vertreter Blutungen mit Braunellenblättern stillten.

Nordamerikanische Indianer mischten Braunelle mit Katzenminze, um daraus ein mildes Abführmittel zuzubereiten. Braunelletee diente ihnen auch zur Schärfung der Sinne bei der Jagd.

Einer der Inhaltsstoffe der Pflanze, die Rosmarinsäure, schützt vor ultravioletter Strahlung, weshalb Kleine Braunelle von der Kosmetikbranche in Hautpflegeprodukten verwendet wird.

Nicht blühende Pflanzenteile können als Salat gegessen werden.

Porträt der Blütenessenz

Allgemein

Seit die Kalifornier die Heilkraft der Essenz der Kleinen Braunelle entdeckt haben, gilt sie schlicht als Universalmittel. Der englische Name für diese Pflanze drückt ihre Indikation aus: Self-Heal, heile Dich selbst. Aber es steckt auch noch ein klein wenig mehr in ihr als „nur" die Anregung der Selbstheilungskraft. Denn wie sollte jemand sich selbst heilen, der die eigene Persönlichkeit ablehnt, nicht liebt? Zuerst kommt die Selbstannahme, dann erst kann Heilung eintreten. Wie viel Motivation brächten wir wohl auf, jemanden zu heilen, den wir nicht leiden können? Und was stellen wir nicht alles an, um jemandem behilflich zu sein, den wir wirklich lieben? Das ist das ganze Geheimnis der Kleinen Braunelle, denn in der Wirklichkeit ist es immer die Liebe, die heilt, nicht die Arznei.

In der Chinesischen Medizin gibt es zwei Hauptmeridiane neben den zwölf jeweils paarig vorhandenen Organmeridianen. Diese tragen den Namen Konzeptions- bzw. Gouverneursgefäß und verlaufen auf der Körpervorder- bzw. -rückseite entlang der Mittellinie jeweils von unten nach oben. Bei langwierigen, chronischen Krankheiten ebenso wie bei dauerhaften Selbstzweifeln und mangelndem Selbstwertgefühl kann es passieren, dass sich der Energiefluss dieser Meridiane umkehrt und nunmehr abwärts verläuft. Dies wirkt sich aus wie ein kleiner innerer Saboteur, der immer das genaue Gegenteil dessen veranlasst, was einem gut täte. Aufmunterung macht einen noch deprimierter, gesundes Essen schlägt einem auf den Magen und jedes ärztli-

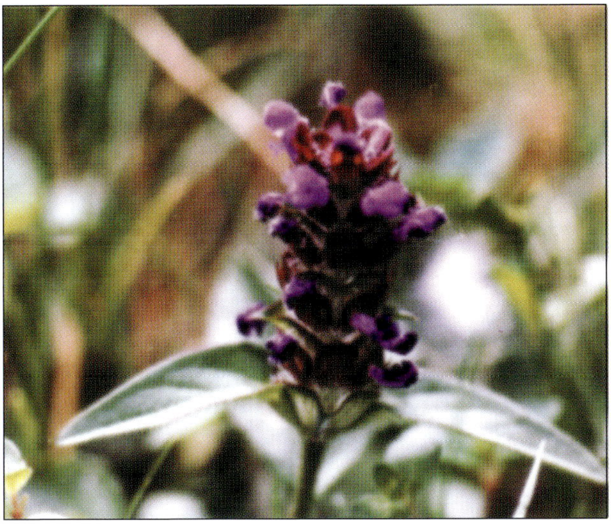

che Bemühen macht einen noch kranker. Bevor also irgendeine Behandlung, auch Blütenbehandlung, richtig anschlagen kann, ist es angeraten, sich mit dem inneren Saboteur, den es in Wirklichkeit natürlich gar nicht gibt, sondern der man selbst ist, auseinanderzusetzen und ihn am besten zum Freund zu machen. Dann kann man diese starke Energie, die einen bisher schwächte, zum Aufbau von Selbstbewusstsein und zur Genesung nutzen. Die Blüte, die dabei hilft, ist die hier besprochene Kleine Braunelle.

Bei chronischen Zuständen empfiehlt sich die innere Gabe für mehrere Wochen. Diese Blüte kann jeder Mischung zur Harmonisierung und Verstärkung beigegeben werden, besonders wenn es sich um reinigende Essenzen handelt. Reinigung ist hier in einem kathartischen Sinne gemeint, wenn z.B. alte, nicht mehr der Realität angemessene Überzeugungen losgelassen bzw. aufgelöst werden sollen. Kleine Braunelle wirkt ausgleichend, zentrierend und fördernd auf alle natürlichen Heilmethoden wie Massage oder Akupressur. Immer stärkt sie dabei das körpereigene Immunsystem und hilft dabei, zu sich selbst zu finden.

Empfohlen wird die Kleine Braunelle auch zur Unterstützung beim Fasten, da sie die Aufnahme von Mineralien aus dem Trinkwasser erleichtert.

Persönlich

Sollten Sie diese Blütenessenz benötigen, fühlen Sie sich wahrscheinlich gar nicht gut in Ihrer Haut, finden sich vermutlich dick oder hässlich, nichtsnutzig oder blöde und versuchen, es vielleicht durch übermäßiges Essen oder sonstige kleine oder größere Laster zu kompensieren, um wenigstens ein bisschen Lebensfreude zu erlangen. Vielleicht ist es auch gar nicht so extrem, aber wenn Sie die Probe aufs Exempel machen, sich vor den Badezimmerspiegel stellen und „ich mag mich" laut auszusprechen versuchen, versagt Ihnen die Stimme. Oder Sie werden wütend. Probieren Sie's aus. Wenn Sie es können, ohne sich dabei schlecht zu fühlen, ohne dass eine innere Stimme Kommentare abgibt wie „Eigenlob stinkt" oder ähnlich Gehässiges äußert oder Sie einen Impuls verspüren, in den Spiegel zu schlagen – dann ist die Braunelle für Sie wahrscheinlich nicht die erste Wahl.

Oder ertappen Sie sich vielleicht dabei, wie Sie es genießen, krank zu sein, weil sich nun alle Welt um Sie kümmert? Wozu dann überhaupt wieder gesund werden? Um wieder das nicht beachtete Arbeitstier zu machen?

Wo finden Sie Ihre Lebensqualität? Gibt es etwas, wofür es sich wirklich lohnt, wieder gesund zu werden? Wie wäre es mit Ihnen selbst? Die Kleine Braunelle hilft Ihnen dabei, sich so zu akzeptieren, wie Sie sind. Sie müssen sich nicht ständig abwerten, sondern können sich selbst wert und teuer sein, sich einmal etwas gönnen, einen Ausflug, eine Massage, irgendetwas, das Ihnen Freude macht und nicht alltäglich für Sie ist, Sie das Leben aber wieder genießen lässt. Wenn Sie ein Ziel haben, das Ihnen wichtig ist und gleich bedeutend mit Lebensqualität, ist die halbe Heilung schon vollbracht. Es liegt auch an Ihnen, überlassen Sie die Verantwortung für Ihr Wohlergehen nicht anderen, vielleicht meinen die es nämlich gar nicht gut mit Ihnen.

Bezug zu Schwangerschaft und Geburt

- bei Schwierigkeiten zu Beginn der Schwangerschaft, das Kind anzunehmen
- als Schutz bei Infektionsanfälligkeit
- erhöht die Selbstreinigungskraft des Körpers, hilft bei der Ausscheidung vermehrt anfallender Abbauprodukte z.B. durch Anregung der Nierentätigkeit
- bei Gefühl, unattraktiv zu sein, sich im eigenen Körper nicht wohlzufühlen
- nach der Geburt, um ausreichend Kraft für die Produktion zusätzlicher Schutzfaktoren in der Mutterschaft zu entwickeln

- die medizinisch notwendigen Maßnahmen unterstützend bei Blutungen während der Schwangerschaft oder Geburt oder anschließend
- dient dem Aufbau eines starken Immunsystems beim Säugling, kann bei Infektionsanfälligkeit unterstützend gegeben werden
- in der Rückbildungsphase zur Stärkung
- Stärkung des körpereigenen Abwehrsystems, Zufuhr zusätzlicher Heilenergie
- zur Beeinflussung von Beckenendlagen
- hilft dem Neugeborenen, zu sich selbst zu finden
- als Zusatz zum Massageöl für schmerzende Körperbereiche
- schafft Motivation zur Gesundung
- bei Gefühl der Isolation, alles alleine machen zu müssen

Löwenzahn | Taraxacum officinale

Stichworte Entspannung, Loslassen

Kurzbeschreibung Hilft, in Muskulatur festgehaltene Spannung loszulassen; die inneren Impulse kennen- und verstehen lernen, damit umgehen können, statt sie festzuhalten

Porträt der Pflanze

Löwenzahn ist ein heimisches europäisches Gewächs, das heute auf der ganzen Nordhalbkugel der Erde weit verbreitet ist. Das bis 30cm hohe Korbblütengewächs findet sich auf Wiesen und Äckern, an Wegrändern, in Gärten und in Wäldern, sogar auf Schuttplätzen. Es stellt keine besonderen Ansprüche an die Bodenbeschaffenheit, außer dass es stickstoffreiche Erde bevorzugt. Die Blätter sind grundständig und (Löwen-)gezahnt, was der Pflanze ihren Namen verlieh. Die Zahl der Zacken soll der Menge Sonnenlicht entsprechen, die der Pflanze zuteil wird.

Blütezeit ist von April bis Juni, dann erscheinen die halbkugeligen gelben Blüten auf blattlosen, weitröhrigen Stängeln, die einen weißen, klebrigen Milchsaft beinhalten. Die Blüte dauert mehrere Tage. Bei Nacht, Regen und Trockenheit und schließlich beim Verblühen schließen sich die Blütenköpfe. Bei Fruchtreife öffnen sich die Hüllblätter dann wieder und entlassen die schlanken tonnenförmigen Früchte mit ihren haarigen Flugschirmen, die durch den Wind verbreitet werden. Pusteblume nennt man den mit den Samen besetzten Kopf des Blütenstandes.

Hintergrundinformation

Wem muss man etwas über den Löwenzahn mitteilen? So häufig, wie diese robuste Pflanze anzutreffen ist, so vielfältig sind ihre Namen in den

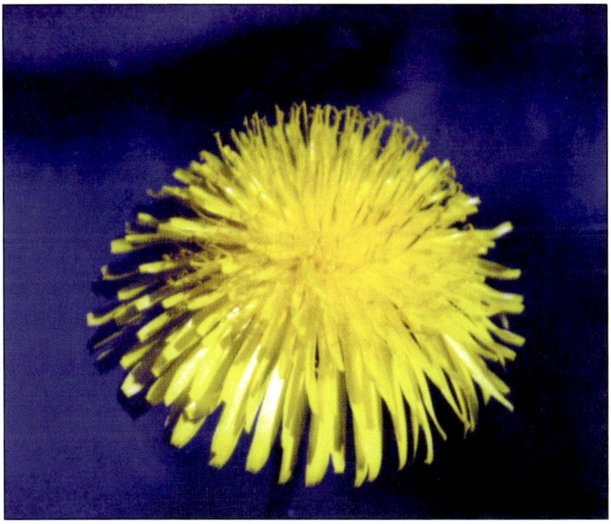

unterschiedlichen Regionen: sie heißt auch Kuhblume, Pfaffenröhrlein, Mönchskopf, Kettenblume, Butterblume und auch Sonnenwirbel.

Löwenzahn ist ein beliebter Feind von Unkrautvernichtern, bietet aber auch eine ganze Reihe von Nutzanwendungen: junge Blätter können als Salat gegessen werden, die Wurzel kann geröstet und zu einer Art Kaffee verarbeitet werden, die Bitterstoffe der Pflanze fördern den Gallefluss, sollen aber auch leicht giftig sein. Beim Verzehr größerer Mengen kann es zu Magen-Darm-Beschwerden mit Bauchschmerzen, Brechreiz und Durchfall kommen, eine kritische Dosis der Giftstoffe im Löwenzahn ist jedoch nicht bekannt.

Die Naturheilkunde nutzt die ausscheidungsfördernden Eigenschaften des Löwenzahns am liebsten im Frühjahr, wenn sich viele Stoffwechselendprodukte in den Organen ablagern und sich eine innere Reinigung empfiehlt. Bei rheumatischen und Lebererkrankungen, sowie Gicht, Ekzemen und zur Förderung der Wasserausscheidung findet Löwenzahn Verwendung. Die Pflanze regt die Bildung von Magensaft und Galle an und fördert die Ausscheidung über Leber und Niere. Analog kann man die Blütenessenz im Frühjahr verwenden, um die von der Winterkälte zusammengezogenen Muskeln zu entschlacken und zu entspannen.

Löwenzahn dient dank seiner frühen Blüte als willkommene Bienenweide, die eine Frühtracht-Honigernte ermöglicht.

Nach altem Hexenglauben sollte jeder Wunsch in Erfüllung gehen, den man äußerte, nachdem man den ganzen Körper mit Löwenzahn eingerieben hatte. Getrocknete Blätter wurden von Schamanen zum Rauchen benutzt, getrocknete Wurzeln dienten als Amulett – viele Bräuche und Rituale sind mit der Pflanze assoziiert.

Im Heilpflanzenhoroskop von Bergen/Witko wird den zwischen dem 21. März und 20. April Geborenen eine besondere Beziehung zum Löwenzahn nachgesagt, während im bereits erwähnten Lexikon von Gertrude Jobes die Geburtstagskinder vom 27. September die Kinder des Löwenzahnes sind. Es lohnt sich, die Beschreibung der Blütenessenz aufmerksam zu lesen – vielleicht ist es die eigene Konstitutionsblüte.

Porträt der Blütenessenz

Allgemein

Löwenzahn ist eine unserer Körperblüten und kann jeder Mischung hinzugefügt werden, wenn der emotionale Zustand des Betreffenden sich auch auf der körperlichen Ebene manifestiert. Egal ob es Angst, Minderwertigkeitsgefühle, Zorn oder Strenge mit sich selbst ist, jedes dieser einschränkenden Gefühle geht mit einem hohen Aufwand an Energie einher.

Das Unterdrücken unserer Gefühle erfordert eben Muskelkraft. Empfinden wir immer wieder die Notwendigkeit dazu, schleifen sich Gewohnheitsmuster ein, der Nacken bleibt steif, der dumpfe Kopfschmerz wird zum Dauerbegleiter wie die Stuhlverstopfung durch die Dauerspannung im Verdauungstrakt und die Energielosigkeit durch den dauerhaft flachen Atem. Am Ende kann man bei genauer Beobachtung sogar fest stellen, welche Gefühlsregung welchen Muskel verspannen lässt.

Wir bringen Energie auf, um in unserer Sackgasse verharren zu können, anstatt dass wir sie einsetzen, um dort herauszukommen. Wir erlauben uns vielleicht bei Furcht nicht das Weglaufen oder bei Zorn nicht das Zuschlagen, aber jeder Impuls, der gehemmt wird, wird dies unter Einsatz von Energie. Es geht hier gar nicht darum, ob es nun sinnvoll ist, wegzulaufen oder zuzuschlagen. Diese Impulse lernen wir begreifen, wenn wir in diesen Beispielen Gefleckte Gauklerblume (Mimulus, Bachblüte für definierbare

Angstzustände) und Stechpalme (Holly, Bachblüte bei Zorn) gebrauchen. Es geht vielmehr darum, die im Körper festgehaltene Energie und Spannung wieder zu befreien und die Blockaden im Energiefluss aufzuheben. Es soll ein guter Kontakt zum Boden und damit zur Realität hergestellt werden, wir sollen uns entspannen lernen und in der Entspannung die Wirklichkeit erkennen. Sinnbildlich dafür steht die Wurzel dieser Pflanze, die lotgerade in die Tiefe wächst und speziell die Löwenzahnfeinde vor erhebliche Probleme bei seiner Ausrottung stellt. Die feste Verwurzelung in der Erde, die Zähigkeit und Standhaftigkeit gegenüber auch den stärksten Angriffen deuten an, dass eine solche Energie in Form der Blütenessenz vielen Menschen hilfreich sein kann, die sich in irgendeiner Notlage befinden und die Bodenhaftung zu verlieren drohen. Körperlich arbeitet Löwenzahn mit jeder Form der Spannung, wir benutzen ihn gern als Hilfe besonders bei der Massage des Nackens und der Wirbelsäule.

Gute Verwendung findet die Löwenzahnblüte auch bei Erschöpfungszuständen, wie sie bei lang andauernden Geburten auftreten können, hier wird die innere Anspannung aufgelöst und die in ihr festgehaltene Energie freigesetzt. Dies wirkt sich wie ein Energieschub aus, der die Arbeit doch noch vollbringen lässt, auch wenn sich das „ich schaff's nicht" scheinbar schon innerlich durchgesetzt hatte.

Möglicherweise sind es ganz spezifische emotionale Spannungen, die in der Muskulatur gespeichert wurden wie unterdrückter Ärger. Eine Massage der verhärteten Muskeln kann solche Gefühle wieder freisetzen, damit sollte gerechnet werden. Phänomene wie diese sind aus Bioenergetik und Rolfing bekannt und erfordern Sicherheit und Geschicklichkeit in ihrem Umgang. Ein Schrei z.B. könnte erst einmal überraschend und befremdlich wirken, bringt dafür aber Erleichterung und hilft beim Erlangen inneren Friedens.

Die Löwenzahn-Blütenessenz ist eine Essenz der Erdung, der Verwurzelung in der Realität, des „auf dem Teppich bleibens". Körperlich wirkt sie entgiftend, auch von Gefühlen, die zur inneren Anspannung führen.

Persönlich

Jemandem, der unter starken Schmerzen leidet, sagen wir unter einem Migräneanfall, kann es passieren, dass er erst beim Rückgang des Schmerzes bewusst registriert, dass da so ein leichtes Ziehen an dem kranken Zahn zu spüren ist. Natürlich war es die ganze Zeit über vorhanden, nur der größere

Schmerz lenkte alle Aufmerksamkeit auf sich. Andersherum funktioniert es auch: Sie haben vielleicht gerade Kopfschmerzen und mögen sich nur hinlegen, dann lassen Sie sich doch zum Ausgehen überreden, und über der Unternehmung vergessen Sie Ihren Schmerz vollkommen, denn Sie amüsieren sich und sind abgelenkt. So etwas Ähnliches macht man auch mit kleinen Kindern, die sich verletzt haben und weinen: die Aufmerksamkeit auf etwas anderes lenken, dann ist der Schmerz schnell vergessen.

Vergleichbar arbeitet die Löwenzahnblüte in Ihnen. Fühlen Sie sich am ganzen Körper irgendwie müde und abgespannt, können Sie ein paar Tropfen der Essenz in das Badewasser geben, um sich schneller regenerieren zu können. Fällt dann die körperliche Spannung von Ihnen ab, wird Ihnen leichter deutlich, was das Kernproblem ist, also das leichte, vorher unbemerkte Ziehen nicht gerade im Zahn, aber in der Seele. Sie erfahren auf diese Weise im entspannten Zustand, dass es z.B. eine verletzende Bemerkung war, die Sie vielleicht leichthin abgetan haben, die aber dennoch unbewusst weiter in Ihnen rumort. Das wäre ein Hinweis auf das Schmalblättrige Weidenröschen. Oder Sie bemerken, dass Ihnen eigentlich Energie fehlt und Sie sich durch Aufbau der Muskelspannung zum Durchhalten gezwungen haben; Hinweis auf die Apfelblüte.

Sie könnten sich aber auch hinlegen und in Ihren Körper hineinspüren, um feststellen zu können, wo genau denn die Verspannung oder der Schmerz sitzt. Wird Ihnen vielleicht die Last des zusätzlichen Gewichtes allmählich zu viel und Sie verändern Ihre Körperhaltung kompensatorisch, tut Ihnen wahrscheinlich der Rücken weh.

Manche Leute ziehen den Kopf ein und die Schultern an, wenn sie sich fürchten – sitzt dort vielleicht der Schmerz? Wenn Sie ihn lokalisieren können, suchen Sie sich am besten jemanden, der besser an diese Stellen herankommt als Sie selbst, und bitten sie oder ihn, ein paar Tropfen Löwenzahnessenz dort einzumassieren.

Die Löwenzahnmassage hilft Ihnen, sowohl mental wie körperlich loszulassen.

Jede Spannung kostet Sie Kraft. Wenn Sie sich vom Löwenzahn helfen lassen, weniger Spannung aufzubauen, bedeutet das, dass Sie mehr Kraft für anderes übrig haben. Bedenken Sie einmal, wie der Löwenzahn sich in der Natur verhält. Er steht fest verwurzelt, lässt sich durch nichts von der Stelle bewegen und bildet doch federleichte Samen, die so leicht und flexibel sind, dass sie mühelos überallhin gelangen. Dies kann Ihre Löwenzahnlektion sein: fest im Leben stehen und doch frei zu sein, mühelos das zu tun, was richtig für Sie ist.

Bezug zu Schwangerschaft und Geburt

- bei Unfruchtbarkeit aus innerer Verkrampfung, wenn keine organische Ursache vorliegt
- bei jeder Form innerer Spannung, z.B. als Reaktion auf Ungewissheit
- lässt blockierte Energien wieder fließen
- bei Schmerzen aufgrund von Haltungsschäden wie Rückenschmerzen oder bei Spannungskopfschmerz
- bei Angst, die sich als Verspannung auf der körperlichen Ebene bemerkbar macht
- durch Nachgeben innerer Anspannung festen und sicheren Bodenkontakt gewinnen, fest auf der Erde stehen (auf dem Boden der Tatsachen)
- lässt Kraft, die durch erhöhte Körperspannung absorbiert wird, wieder verfügbar werden
- Spannungslinderung bei Ischias
- in der letzten Phase der Geburt zum Loslassen

Quitte | Cydonia oblonga

Stichworte	Ausgeglichenheit, Entscheidungsfreude, Zielstrebigkeit, Ausdauer
Kurzbeschreibung	Polaritäten ausgleichen, die eigenen starken und schwachen Seiten erkennen, würdigen und ausleben; nicht länger in Polaritäten denken, die einander ausschließen, sondern deren Zusammengehörigkeit erkennen

Porträt der Pflanze

Der Quittenbaum, ein weiteres Mitglied der Familie der Rosengewächse, wird bis zu 6m groß. Die Rinde junger Zweige ist violett und behaart – später wird sie bräunlich violett und glatt. Die einzeln stehenden fünfblättrigen Blüten sind weiß bis zartrosa, zuweilen auch von einem kräftigen Rosa. Sie erreichen einen Durchmesser von bis zu 5cm. Die Blütezeit ist kurz und fällt in den Mai. Der Quittenbaum ist selbstbefruchtend und benötigt keinen zweiten Baum zur Bestäubung. Die Früchte sind zuerst grün, werden aber mit der Reife hellgelb. Sie werden erst im Spätherbst reif und verströmen dann einen angenehmen Duft. Sie enthalten viel Vitamin C, Kalium, Natrium, Zink, Eisen, Kupfer, Mangan und Fluor, Gerbstoffe, Gerbsäure, organische Säuren, viel Pektin und Schleimstoffe.

Ursprünglich stammt die Quitte aus Asien. Sie ist frostempfindlich und benötigt im Sommer ausreichend Wärme. Je kälter die klimatischen Verhältnisse, desto größer werden die Früchte, allerdings auch härter. Wir fanden schöne Bäume im Mittelmeerraum, sprich Italien, und dort wurde auch unsere Essenz hergestellt.

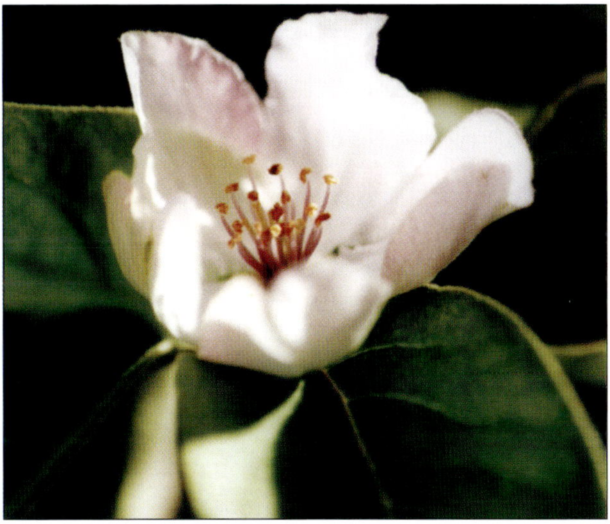

Hintergrundinformation

Der botanische Familienname des Quittenbaumes lautet Cydonia nach der gleichnamigen Stadt auf Kreta, wo angeblich die ersten Quittenbäume gepflanzt wurden. Botaniker dagegen vermuten ihren Ursprung im Norden Persiens. Die Griechen weihten den Baum der Göttin der Liebe. Hippokrates empfahl Quitten bei Durchfall und Fieber. Später gab man in Rom den Früchten den Namen Venusäpfel, weil man in ihnen erotische Energien mutmaßte.

Als Symbol der Liebe wurden in Griechenland jungen Eheleuten Quittenbäume gepflanzt, sie erhielten zudem zur Hochzeit die süßen Früchte.

Der Weg des Quittenbaumes aus dem „Morgenland" zu uns ging nicht ohne Veränderungen ab, unser Klima forderte Anpassung: Heimische Quitten sind nur gekocht genießbar, während sie in ihrer ursprünglichen Umgebung auch roh gegessen werden können.

In der Naturheilkunde kennt man die Anwendung der Quitte bei Durchfall, Bluterbrechen und Weißfluss, wobei ein Aufguss hergestellt wird oder eine Abkochung entweder der Frucht oder der Samen. Die gekochte Frucht wirkt adstringierend, d.h. zusammenziehend. Quittenmus soll gegen Gicht helfen. In Wasser eingelegt bilden die Samen eine schleimige Flüssigkeit, die innerlich kühlend, mildernd und beruhigend wirkt, äußerlich wird sie bei Augenentzündungen und Gerstenkörnern angewandt. Der Schleim dient auch als Gurgelmittel bei Halsentzündungen und Einreibung bei örtlichen Entzündungen der Haut, besonders beim gefürchteten Wundliegen pflegebedürftiger Patienten. Aus Quittenkernen zubereiteter Tee soll bei Nervosität, Schlaflosigkeit und Mundgeruch helfen. Schließlich sollen die zu einem Brei gekochten Quittenblätter auch noch bösartige Geschwüre heilen.

Seit jeher gelten die Quitten als Symbol für Liebe, Glück, Fruchtbarkeit, Klugheit, Schönheit, Beständigkeit und Unvergänglichkeit. Geburtstag für Quitte-Menschen ist der 2. Mai – behauptet Gertrude Jobes in ihrem *Dictionary of Mythology, Folklore and Symbols*, für die an diesem Tag Geborenen könnte die Quittenblüte das Konstitutionsmittel sein.

Porträt der Blütenessenz

Allgemein

Die Blütenessenz der Quitte vereint in sich ganz unterschiedliche Qualitäten. Die Blüte selbst erinnert ein wenig an die der Heckenrose, und tatsächlich hat die Essenz auch etwas von deren Wirkung: das Aufmunternde, Erfrischende, Aktivierende. Die Frucht selbst ist sehr hart, roh nicht zu genießen und dabei doch ganz süß. Härte und Süße können also vereint werden und stellen keinen unauflöslichen Widerspruch dar. Beide Qualitäten können als gegenpolig bezeichnet werden, als Yin und Yang vereint in einer einzigen Frucht. Und genau dem entsprechend wirkt die Quittenblütenessenz auch: Sie löst uns aus extremen Polaritäten. Männer, die glauben, sich Weichheit nicht erlauben zu dürfen, können neue Möglichkeiten erkennen lernen. Frauen, die Durchsetzungsvermögen und Erfolg in der „äußeren" Welt als unweiblich betrachten, erfahren, dass beides sich miteinander verbinden lässt. Die Quitte bricht solche Denkblockaden, also Überzeugungen, die ausschließend und nicht integrierend wirken, auf, sie hilft dabei, Entscheidungen für sich selbst aus neuer Perspektive zu treffen: Männer brauchen nicht mehr den Verlust ihrer Männlichkeit zu befürchten, wenn sie „weibliche" Tätigkeiten wählen und ausführen, Frauen lernen, dass sie nicht notwendigerweise dem Klischeebild des verhärteten und verhärmten

Karriereweibes entsprechen müssen, wenn sie ihre eigenen Talente und Ideen durchsetzen wollen. Waschlappen und Flintenweib sind Karikaturen überkommener Klischees, erfunden von ängstlichen, sich der eigenen Identität unsicheren Menschen – besser wir versuchen, sie zu verstehen, als ihren Vorurteilen kritiklos anzuhängen.

Die Energie der Quitte verkörpert die Kriegslist der an Kraft Unterlegenen: Hier wird nicht mit purer Muskelkraft gekämpft, sondern mit Geschick, Intuition und Strategie. Statt sich der Gefahr direkt zu stellen, kann man ihr auch ausweichen; statt die Kraft des Gegners direkt auf sich wirken zu lassen, kann man auch versuchen, deren Wirkung für sich zu nutzen und gegen ihn selbst zu richten. Es ist das Bild eines asiatischen Kampfsportlers, der mit geringstmöglichem Aufwand größtmögliche Wirkungen erzielt. Dies geht nur dann, wenn man ganz eins ist mit sich selbst, ganz in seiner Mitte. Daher ist die Quittenessenz eine, die einen in die innere Balance bringt. Sie löst den inneren Konflikt, indem sie Herz und Verstand das gemeinsame Ziel finden lässt.

Die Lektion der Quitte lautet: Weg vom Entweder-Oder, hin zum Sowohl-als-auch.

Persönlich

Für den Fall, dass Sie sich innerlich zerrissen fühlen, sich nicht entscheiden können zwischen Beziehung und Singledasein, zwischen Kind und Job, zwischen einem Mann, zweien oder keinem, zwischen bleiben und fortgehen, zwischen Hü oder Hott, Durchhalten und Hinschmeißen – dann könnten Sie es mit der Quittenessenz versuchen. Nicht dass Sie glauben, sie würde Ihnen die Entscheidung abnehmen und damit die Verantwortung, nein, das nicht. Aber sie lässt in Ihrem Inneren ein klareres Bild von dem reifen, was Sie wirklich wollen.

Dies Gefühl könnte man vergleichen mit der Ruhe vor dem Sturm, die doch eine mächtige Spannung in sich birgt, sodass man sich schließlich nur noch wünscht, es möge endlich losdonnern, damit sich die Spannung entladen und Frieden einkehren kann. Eine Entscheidung zu treffen, kann ähnliche Wirkung haben; auch wenn sie vielleicht mit eigenen Verlusten verbunden ist, kann der Durchbruch doch befreien, einem den Stein vom Herzen fallen lassen.

Eine andere Situation, die einen zur Quitte greifen lassen kann, ist eine, in der große Anforderungen an Sie gestellt werden, Anforderungen, denen Sie sich vielleicht nicht gewachsen fühlen. Sie halten sich für zu schwach oder nicht ausdauernd genug oder sonst irgendwie unzulänglich. Und gerade dann, wenn Sie vielleicht nicht einmal glauben, mit sich selber fertig werden zu können, kündigt sich auch noch Nachwuchs an. Wie soll das nur gut gehen?

Neun Monate Stress. Denken Sie vielleicht. Aber muss das tatsächlich so sein? Stress blockiert das Denken und lässt einen in alte kindliche Muster zurückfallen. Da bleibt die Kreativität auf der Strecke, und gerade die könnte es sein, die Ihre Situation erleichtert. Wenn Ihnen die Last zuviel wird, seien Sie schlau und lassen andere mittragen. Es soll schon Männer gegeben haben, die mehr konnten als Regale aufhängen, also lassen Sie Ihren Einfallsreichtum wachsen und wickeln Ihren Kerl um den Finger. Wer sagt, dass Sie ihn nur ins Bett kriegen, aber nicht in den Supermarkt, zum Treppeputzen und Rückenmassieren? Quittenessenz will Ihre Kreativität herauskitzeln, Ihren Charme und Ihren Witz. Sie werden sehen, dass damit einiges leichter geht als erwartet.

Die Quitte ist die Entscheidungs- und Durchhalteblüte, sie ist wie ein Marathonläufer, für den der Spaß erst nach 20 Kilometern losgeht. Eine solche Energie kann ihre Blütenessenz vermitteln.

Bezug zu Schwangerschaft und Geburt

- verändert die innere Fragestellung weg vom Entweder-Oder hin zum Sowohl-als-auch
- hilft bei der Identitätsfindung schwangerer berufstätiger Frauen
- hilft, Schwäche nicht als Fehler zu definieren, sondern sich selbst Schwächen zugestehen zu können
- Entspannung zulassen können, nicht immer stark sein müssen
- sich Hilfe holen können, wenn man sie braucht
- lässt erkennen, dass Nachgeben und Nachgiebigkeit nicht identisch sind mit Schwachheit
- hilft, eine Entscheidung bei unklarem Kinderwunsch herbeizuführen
- bei Konflikt Kind oder Beruf
- lässt Auswege aus vermeintlichen Zwickmühlen erkennen
- bei Angst, nicht perfekt zu sein

- Angst, den sexuellen Ansprüchen des Partners nicht zu genügen
- bei drohender Frühgeburt bei unsicherer Beziehung und sozialer Situation
- in der Austreibungsphase der Geburt Anspannung und Loslassen harmonisieren
- bei spastischen Wehen
- zur Unterstützung des Stillens

Rosmarin | Rosmarinus officinalis

Stichworte	Standhalten, männliche Energie
Kurzbeschreibung	Das Konfliktmittel; Wenn man davon überzeugt ist, schwach und kampfunfähig zu sein und daher immer eine Tendenz zur Flucht aufweist, auch wenn es sich im Nachhinein als unnötig herausstellt

Porträt der Pflanze

Rosmarin ist ein immergrüner, buschiger, viel verzweigter Strauch, der je nach Klima und Bodenbeschaffenheit bis zu 2m hoch wird. Die Blätter sind ledrig und schmal-linearisch mit nach unten eingerollten Rändern, glänzen auf der Oberseite dunkelgrün, sind auf der Unterseite dagegen eher grau. Die Blüten sind hell- bis dunkelblau. Sie können das ganze Jahr über erscheinen und stehen zu fünft bis zehnt in Scheintrauben an den Enden von Kurzsprossen. Die Lippenblüte besteht aus zwei oberen und drei unteren Lappen. Die Staubfäden ragen weit aus der Blüte hervor.

Hintergrundinformation

Der Name Rosmarin setzt sich aus den lateinischen Worten ros (Tau) und marinus (Meer) zusammen, bedeutet also Meertau. Man nimmt an, das der sich nachts auf den Rosmarinsträuchern an den Mittelmeerküsten sammelnde Tau namensgebend war.

Die Pflanze enthält ätherisches Öl, weshalb sie gerne bei rheumatischen Erkrankungen in der Naturheilkunde eingesetzt wird. Rosmarin fördert als Tee Appetit und Verdauung, hilft bei Fieber, bei Herzschwäche und Ödemen, stärkt, innerlich genommen oder äußerlich in Bädern und Umschlägen, die Nerven, desinfiziert durch Gurgeln bei Mundfäule. Rosmarin steht in dem Ruf, Körper und Geist gesund, jung und frisch zu erhalten.

In Arabien nahmen stillende Frauen Rosmarin zu sich, um den Milchfluss zu stärken und die Kinder zu kräftigen. Auch verwendete man Rosmarin zur Nabelpflege und Desinfektion bei den Neugeborenen.

Die Blüte zieht sich über Monate hin und gibt dem Strauch eine blauviolette Färbung (im Falle der von uns verwendeten Pflanzen in der Toskana). Durch seinen starken Duft zieht er viele Insekten an. Überhaupt scheinen diejenigen Pflanzen für die Herstellung von Blütenessenzen am geeignetsten zu sein, die auch in der Tierwelt Freunde besitzen. Daher halten wir immer auch Ausschau nach den Tieren, die sich in ihrer Umgebung aufhalten. Übrigens auch nach Steinen und Mineralien, deren Anwesenheit auf energetisch wertvolle Pflanzen schließen lässt.

Für Menschen, die am 17. Januar geboren sind, könnte nach Gertrude Jobes Dictionary of Mythology, Folklore and Symbols Rosmarin die Konstitutionsblüte sein.

Rosmarin ist seit Ewigkeiten bekannt und wird für verschiedenste Zwecke verwendet. Im alten Ägypten beispielsweise wurde rituell mit Rosmarinkraut geräuchert. Den Toten gab man einen Zweig Rosmarin als Symbol des Lebens mit ins Grab, um ihnen die Reise ins Land der Unsterblichen zu erleichtern. In Griechenland war König Orchamos über die Affäre seiner Tochter Leukothea mit Sonnengott Apollo dermaßen erbost, dass er sie bei lebendigem Leibe begrub. Das machte deren Leben zwar ein Ende, nicht aber der Liebe, denn diese kam durch einen aus dem Grabe erwachsenden Rosmarinstrauch auf die Erde zurück.

Früher schmückten sich die Paten des Kindes zur Taufe mit Rosmarinblüten, Brautleute trugen Rosmarinkränze, der Priester bewahrte die Eheringe in einem mit Rosmarinzweigen ausgelegten Kästchen, dem er sie am Tage der Hochzeit entnahm, um sie dem künftigen Ehepaar zu reichen. Schließlich hielten Freunde und Verwandte Verstorbener zur Beerdigung Rosmarinsträußchen in den Händen. Jedes Mal bei großen Ereignissen und Einschnitten im Leben spielte früher Rosmarin seine besondere Rolle. So wurde dieses Kraut zum steten Begleiter durch das Leben und half über alle Klippen. Es half, sich freudigen wie unangenehmen Situationen zu stellen, dabei kräftig und zuversichtlich zu sein und jedes Hindernis gestärkt hinter sich zu lassen.

Rosmarinzweige wurden gerne von Verliebten verschenkt als Zeichen ewiger Treue – auch in schlechten Tagen. So gibt auch unsere Rosmarinessenz viel Durchhaltevermögen, das man ja gerade dann gut gebrauchen kann, wenn es nicht so gut läuft. Noch im letzten Jahrhundert wurden Träume von Rosmarin als Boten schwieriger Zeiten gedeutet: „Ich hab heut nacht geträumet,/Wohl einen schweren Traum,/ Es wuchs in meinem Garten/Ein Rosmarienbaum." So beginnt ein Volkslied, das dies auszudrücken versucht. Leider wird das Rosmarin hier nur im negativen Aspekt interpretiert – heute beginnen wir zu ahnen, dass sich Rosmarin als Hilfe anbietet und keine Kassandrarolle spielt. Eine dies unterstreichende Sage berichtet, dass sich in der heiligen Weihnacht zur Geburtsstunde Jesu alle Gewächse der Erde für kurze Zeit in Rosmarinsträucher verwandeln, und in einem alten Lied heißt es, Jesus wurde von seiner Mutter auf Rosmarin gebettet. Ein Brauch, der sich noch lange bei den Sinti hielt, die ihren Kindern Rosmarinzweige unters Kopfkissen legten, um angenehme Träume hervorzurufen.

Einen ganz konkreten Bezug zur Geburt besitzt Rosmarin in Belgien, wo die Kinder nicht vom Storch gebracht, sondern aus dem Rosmarinstrauch geholt werden.

Porträt der Blütenessenz

Allgemein

Rosmarin holt die Seele auf die Erde. Daher kann seine Essenz bei Neugeborenen, die nicht zu atmen beginnen wollen, von Nutzen sein. Menschen, die sich nicht zu Hause fühlen können, die nicht wissen, wohin sie gehören und daher in ihrem Leben häufig Fluchttendenzen aufweisen, sind diejenigen, die Rosmarin besonders anspricht, schon die ganz Kleinen.

Die Qualität der Rosmarinblüte liegt darin, sich nicht unterkriegen zu lassen, sondern sich zu wehren, zu kämpfen und schließlich zu gewinnen. Rosmarin hilft, alle Kräfte im Hier und Jetzt zu konzentrieren und damit doch noch eine Entscheidung herbeiführen zu können, nachdem man vermeinte, schon unterlegen zu sein. Es kitzelt den eigenen Kampfgeist hervor – statt in Geistesabwesenheit bis Ohnmacht zu fliehen.

Diese Blütenessenz hilft dem Neugeborenen, im Hier anzukommen, auch wenn es schon im Mutterleib eine schwere Zeit hinter sich hatte oder die Geburt traumatisch verlief. Sie unterstützt Kinder, die missbraucht werden und daher viel lieber ganz woanders wären, keinen Anschluss an andere Kinder finden und anscheinend zum Außenseiter vorbestimmt sind. Wenn man glaubt, es gar nicht mehr aushalten zu können, kann die konzentrierte Yang-

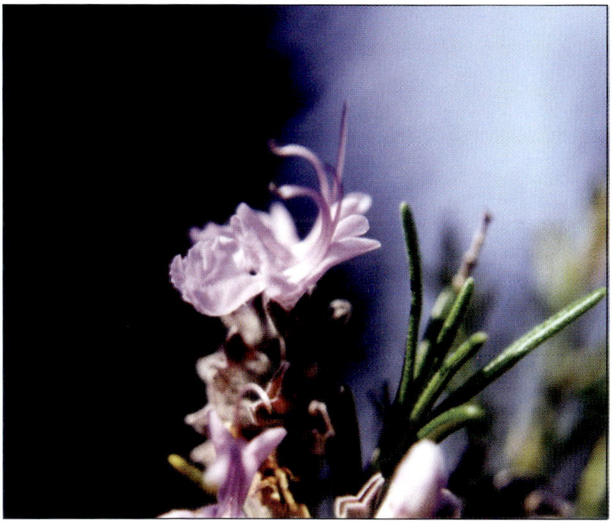

Energie dieser Blüte von Nutzen sein. Wenn die Gebärende sich ausgelaugt und vollkommen entkräftet fühlt, nur noch den Wunsch in sich verspürt, das alles möge endlich zu Ende sein, kann Rosmarin den entscheidenden letzten Energieschub bringen, der die schwere Arbeit vollenden lässt.

Rosmarin erweckt den inneren Krieger, der alles auf eine Karte setzt, er ist zum Kampf bereit, der furchtlos und voller Kraft ist. Wenn es darauf ankommt, ist er wach und geistesgegenwärtig und konzentriert seine ganze Energie im Hier und Jetzt. Eine Essenz für die Mutlosen und Schüchternen, die lieber weglaufen, als sich der Auseinandersetzung zu stellen. Sie bringt Mut, Konzentration und Zuversicht und die innere Gewissheit „Ich schaff's".

Rosmarinessenz lässt sich dem Körper anvertrauen, lässt sicher sein, es schaffen zu können und hilft, die eigenen Bedürfnisse durchsetzen zu können.

Rosmarin bringt ebenfalls Verständnis für das männliche Prinzip. Es ist etwas anderes, ein bestimmtes Verhalten eines oder vieler Männer abzulehnen oder diese selbst. Ist das Kind ein Junge, und es fällt der Mutter schwer, es so zu akzeptieren, wie es ist, was zu immer neuen - ungewollten - Konflikten führen kann, dann kann diese Blüte ein wenig zum Verständnis beitragen und die Mutter mit ihrem Sohn versöhnen.

Rosmarin besitzt Bezüge zum untersten Chakra, dessen Aufgabe die Erdung ist, aber auch zu den beiden oberen Chakren, bei denen es um Selbst- und höhere Erkenntnis geht.

Ein besonderer Bezug besteht zum Gallenblasenmeridian, dessen psychologische Wirkung sich mit den Begriffen Mut, Einsatzkraft und Dreistigkeit beschreiben lässt.

Persönlich

Bleiben Sie ruhig, bleiben Sie hier, regen Sie sich nicht auf, vielleicht täuscht Sie Ihr erster Eindruck, fliehen können Sie doch immer noch – sagt die Essenz des Rosmarin und hilft Ihnen dabei, unangenehme Situationen aushalten zu können. Sie gibt Ihnen Hoffnung, dass sich durch die Bewältigung der Herausforderung eine neue Lebensqualität erschließt, und schafft dadurch Durchhaltevermögen.

Es kann sein, dass Sie sich im Stich gelassen fühlen, weil Ihr Mann oder Freund Ihre Gefühle nicht versteht, oder Sie fühlen sich bloßgestellt und alleingelassen, ja fremdbestimmt während der Geburt Ihres Kindes. Wenn Sie solches befürchten oder in Ihren Träumen sehen, beginnen Sie Ihre Rosmarinkur bereits einige Zeit vor dem errechneten Geburtszeitpunkt.

Auch wenn die gewohnte Flucht im eigenen Körper stattfindet, Sie also gleichsam die Fühler einziehen, statt kraftvoll und voller Energie durch's Leben zu gehen, kann Rosmarin hilfreich sein. Kalte Hände, kalte Füße, eingeschränkte Blutzirkulation, niedriger Blutdruck und niedriger Blutzuckerspiegel sind die Phänomene, die auf der körperlichen Ebene die geistige Flucht begleiten. Ist also das Abhauen Ihnen zur zweiten Natur geworden, lässt Sie Rosmarin dableiben, eine neue Reaktionsmöglichkeit ausprobieren. Dies birgt für Sie vielfältige überraschende Möglichkeiten. Nehmen Sie sie wahr!

Fühlen Sie sich nicht so schnell überwältigt, Sie können mehr, als Sie sich vielleicht zutrauen, haben Sie Vertrauen in sich und Ihre eigene Kraft. Wenn Sie sich unter der Geburt Ihres Kindes selbst sagen hören: „Jetzt langt's, ich kann nicht mehr, ich will nach Hause", dann bitten Sie Ihren Mann oder Freund oder Ihre Hebamme um ein Glas Wasser mit den belebenden Rosmarintropfen darin.

Bezug zu Schwangerschaft und Geburt

- wenn man sich im eigenen Körper nicht wohl-, sich eher unbeholfen fühlt aufgrund der körperlichen Veränderungen
- bei Trägheit, andauernder Müdigkeit, Kreislaufschwankungen, Erschöpfung
- bei Ablehnung des Kindes, wenn die Schwangere sich durch es innerlich ausgesaugt fühlt und glaubt, alle Kräfte würden ihr geraubt
- bei Ablehnung des Kindes, weil es ein Junge ist
- bei Widerstand gegen das Kind, das als Energie raubender „Vampir" empfunden wird
- bei Frühgeburt aufgrund - unbewusster - Ablehnung des Kindes
- bei lang andauernden Geburten, bei innerer Auflehnung, „ich will nicht mehr, ich will nach Hause"-Gefühl
- bei zu langsam in Gang kommendem Kreislauf des Neugeborenen und Atemstörung, bringt Körper und Seele zusammen und lässt das Leben auf der Erde beginnen
- bei Angst vor Konflikten und daraus resultierender zu großer Nachgiebigkeit
- Mut, sich schwierigen Situationen zu stellen
- bei Schmerz in einem Körperteil, den man unbewusst von der Versorgung abgeschnitten hat - aus Angst, Peinlichkeit o.ä.
- sich bloßgestellt fühlen
- beim Gefühl, ganz allein zu sein
- bei schwachen Kontraktionen
- bei Schmerzen in der Austreibungsphase
- bei Flucht vor Nähe
- bei Stillproblemen aufgrund innerer Ablehnung des Kindes oder der Nähe

Schmalblättriges Weidenröschen | Epilobium angustifolium

Stichworte	Das Unbewusste heilen, die verletzte Weiblichkeit heilen
Kurzbeschreibung	Die Verletzung der Seele heilen, Vertrauen in die eigene positive Entwicklung gewinnen; sich trauen, Neues zu beginnen; Isolation durchbrechen; das Selbstwertgefühl stärken

Porträt der Pflanze

Die Familie der Nachtkerzengewächse scheint eine zu sein, deren Mitglieder sich besonders eignen für die Energieübertragung in Blütenessenzen. Dieses hier wird bis zu anderthalb Meter groß. Es vermehrt sich nicht nur durch Fremdbestäubung (Ameisen transportieren den Samen mit sich), sondern auch über den kriechenden Wurzelstock. So kommt es, dass durch die Tochtersprosse der Wurzeln stets mehr oder weniger große Gruppen des Weidenröschens anzutreffen sind.

Blütezeit des Schmalblättrigen Weidenröschens ist Juli/August, dann leuchten die dunkelroten Blüten, deren vier Blütenblätter jeweils etwa 1,5cm lang sind, weithin. Das Blütenmuster verläuft von unten nach oben, in dieser Reihenfolge öffnen sie sich. Die Frucht ist eine kleine Kapsel, die winzige Samen enthält und mithilfe langer Haare, die als Flugschirmchen dienen, bis zu 10km weit fliegen.

Hintergrundinformation

Dieses Weidenröschen kommt sehr häufig vor, in der Natur scheint seine Funktion die eines Heilers der Erde zu sein, denn es wandert in zerstörte Erde ein und bildet ein unterirdisches energetisches Netzwerk, das anderen Pflanzen eine Grundlage für deren Wachstum verschafft. Ein anderer Name ist folgerichtig Stauden-Feuerkraut. Mancherorts wird es auch Waldschlag-Weidenröschen genannt.

Das Schmalblättrige Weidenröschen vermehrte sich als Pionierpflanze auf den Trümmern und Schuttflächen, die durch die Gefechte des Zweiten Weltkriegs entstanden waren, so stark, dass sie im Volksmund den Namen Trümmerblume erhielt. Wo etwas zerstört wurde, lässt das Weidenröschen anscheinend nicht lange auf sich warten.

Blätter und Sprossen des Weidenröschen sind essbar und werden in manchen Gegenden als Salat gegessen. Die jungen, zarten Blätter sind reich an Vitamin C. Der daraus bereitete Tee ist als „koptischer Tee" bekannt. Wurzelausläufer und junge Triebe ergeben ein spargelähnliches Gemüse.

Wurzeln, Blüten und Blätter enthalten Gerb- und Schleimstoffe und Pektin und können aufgrund ihrer zusammenziehenden und wundreinigenden Eigenschaften sowohl äußerlich bei Verletzungen wie auch innerlich zum Gurgeln bei Entzündungen des Mundes und Halses oder bei Durchfall eingesetzt werden.

Aus den Samen dieser Art wurden früher Kerzendochte geflochten. In Alaska und Kanada verarbeitet man die Fasern zu Schnüren, aus denen Fischernetze geknüpft werden.

Porträt der Blütenessenz

Allgemein

Eine Blütenessenz mit großer Yin-Energie, die zu Fantasie und Intuition verhilft. Sie kann als Gegenpol eine starke Yang-Energie ausgleichen, macht weicher und flexibler. Das Weidenröschen erweist sich als nützlich in Zeiten der Transformation im Leben, wenn die bewusste geistige Entwicklung möglicherweise in Konflikt gerät mit der unbewussten körperlichen. Sie kann sowohl in der kindlichen Phase der ersten zu entwickelnden Selbstständigkeit und Erarbeitung der Unabhängigkeit von den Eltern eingesetzt werden, wenn das Lieblingswort des Kindes „nein" heißt, wie auch in Pubertät, Menopause und Übergang ins Rentenalter.

Als Pionierpflanze betritt sie Neuland, besiedelt zerstörte Erde, zerstörtes Land als Erste, um zu heilen, zu erneuern und ein neues energetisches Netz in der Erde herzustellen, das es anderen Pflanzen ermöglicht, die Transformation der Erde für ihre Ansiedlung zu nutzen. Etwas Altes geht immer nur, um Platz zu schaffen für etwas Neues und Besseres, heißt es.

Wir können diese Blüte einsetzen, wenn immer wir selbst Neuland zu betreten haben und dadurch vielleicht verunsichert, verängstigt und traumatisiert sind. Die Essenz wirkt erdend und bringt Festigkeit. Kennzeichnend für den Konflikt, auf den das Weidenröschen einwirkt, ist das Gefühl von Einsamkeit und Isolation, das „Niemand versteht mich und ich selber auch nicht'. Das Selbstwertgefühl ist sehr gering.

Diese Blütenessenz stellt die Verbindung von Bewusstsein und Unbewusstem wieder oder neu her und das in jeder Transformationsphase, besonders wenn diese durch überstarke Yang-Energie verursacht oder verstärkt wird. D.h. wenn man durch Aggression von außen, sei sie körperlich oder seelisch, zur Neuorientierung gezwungen wird, hilft das Weidenröschen, das Unbewusste zu heilen, den Teil der Verletzung, der dort stattgefunden hat und weiterwirkt, während die körperliche Wunde bereits verheilt.

Diese Blütenessenz hat eine besondere Beziehung sowohl zu den unteren Chakren wie zum Herz-Chakra. Sie hilft, Angst aufzulösen und Platz zu schaffen für Liebe – eine dafür typische Situation könnte durch eine Vergewaltigung entstehen, wenn die Angst und die Verletzung das Annehmen von Liebe unmöglich machen.

Der Meridian, auf den das Weidenröschen die größte Wirkung hat, ist entsprechend der Herz-Meridian.

Persönlich

Geht es Ihnen manchmal so, dass Sie vom Verstand her genau wissen, was auf Sie zukommt und dennoch unsicher und ängstlich sind? Sie wissen gar nicht so genau, was eigentlich mit Ihnen los ist, alles ist doch ganz klar, und dennoch fürchten Sie sich.

Es könnte die Auswirkung irgendeines Geschehens sein, das Ihrer Erinnerung gar nicht mehr gegenwärtig ist, vielleicht eines schmerzhaften Erlebnisses, das „man" am besten so schnell wie möglich vergisst. Etwas vergessen wollen ist verständlich, aber leider oft der schwierigere Weg statt der einfachere. Etwas zu vergessen, aber nicht verarbeiten, nennt man Verdrängung. Das Verdrängte wiederum hat die böse Eigenschaft, genau dann aus der Versenkung zurückzukehren, wenn man es am wenigsten gebrauchen kann.

Gibt es da irgendetwas in Ihrem Leben, dem Sie aus dem Weg gegangen sind, weil die Beschäftigung damit so schmerzhaft war? Sie hören vielleicht

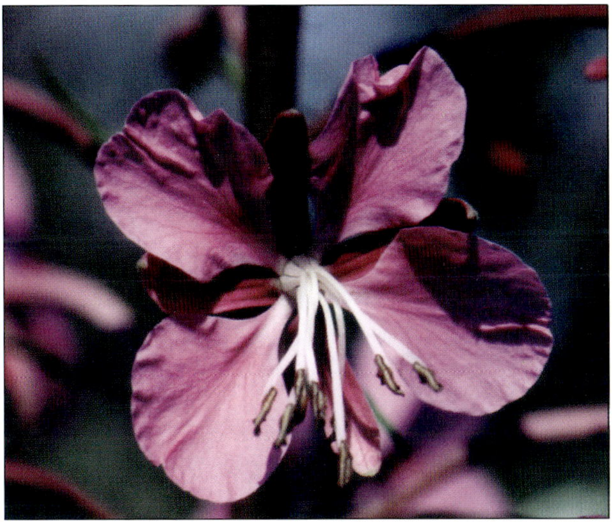

die Stimme eines Menschen, den Sie gar nicht kennen, und doch zieht sich augenblicklich in Ihnen alles vor Angst zusammen – Ihre Reaktion könnte einem Menschen gelten, der Sie vielleicht früher geschlagen hat und dessen Stimme sehr ähnlich klingt. Doch nun fürchten Sie sich vor diesem Unbekannten und wissen nicht warum. Zum Beispiel.

Wenn Sie das Gefühl haben, da gibt es noch Unerledigtes in Ihrem Leben, Verletzungen Ihres Selbstwertgefühls, vor allem Ihrer weiblichen Identität, irgendetwas, das Sie wirklich gerne endgültig hinter sich bringen möchten, hilft Ihnen das Weidenröschen bei diesem Transformationsschritt. Nicht indem es das Geschehene ungeschehen macht, das geht ohnehin nicht, sondern indem es die Verletzungen, von denen Sie womöglich selber gar nicht wissen, weil sie vor allem in Ihrer Seele stattfanden, lindert, heilt und integrieren hilft.

Es gibt Menschen, die verletzen sich durch kleinere und größere Unfälle immer wieder an derselben Körperstelle. Sollte das Unbewusste über den Körper sie dadurch auf ein altes, unerledigtes Geschäft aufmerksam machen, bringt die Weidenröschenessenz die Linderung, die notwendig zu einer tatsächlichen Auseinandersetzung ist. Wer ohnehin schon von Schmerzen geplagt ist, hat selten Lust, sich nun auch noch mit alten Geschichten zu belasten.

Wenn man sich nach einer Verletzung wie gelähmt fühlt und sich einredet, dass einem ja immer so etwas passiert und man ja doch nie wieder jemandem vertrauen kann, ohne dass es ausgenutzt wird, relativiert sich dies Gefühl langsam, aber sicher.

Weidenröschenessenz können Sie auch vorbeugend einsetzen, wenn Sie sich in Bezug auf die Geburt Ihres Kindes Ihrer eigenen Kraft nicht sicher sind, weil die Schwangerschaft schon unangenehm war oder Sie das Kind erst gar nicht haben wollten oder unselige Zusammenhänge überhaupt zum Zustandekommen der Schwangerschaft geführt hatten.

Bezug zu Schwangerschaft und Geburt

- wenn die Schwangere Angst hat, sich zu öffnen
- wenn sie aus Angst vor Schmerzen verkrampft
- zur Unterstützung der Geburtseinleitung
- wenn der Geburtsschmerz eine tiefer liegende, verdrängte Erinnerung aufsteigen lässt
- wenn die Schwangerschaft eine unerwünschte oder durch Vergewaltigung zustande gekommene ist
- bei Ängsten, deren Ursache nicht bekannt ist
- wenn die Schwangere als Kind verletzt wurde und durch das in ihr entstehende Kind immer wieder daran erinnert wird
- bei Kreislaufschwäche
- zur Entspannung
- zur Behandlung und Entstörung von Narben

Sonnenblume | Helianthus annuus

Stichworte	Männliche Energie
Kurzbeschreibung	Männliche Energie entwickeln und ausleben, sich durchsetzen, Rückgrat beweisen, für sich selbst einstehen. Bei Identitätskonflikten von Männern und Frauen

Porträt der Pflanze

Die Sonnenblume ist ein Korbblütengewächs, das bei günstigen Bedingungen in Deutschland bis zu drei Meter groß werden kann. Auf dem bis armdicken Stamm erscheinen die Blütenköpfe auf Verzweigungen oder einzeln am oberen Ende zur Blütezeit im Juli und August. Diese oft fälschlich für Einzelblüten gehaltenen Blütenköpfe bestehen tatsächlich aber aus den gelben, sogenannten Zungenblättern, die die zahllosen Blüten wie ein Kranz umgeben. Sie erreichen in der Regel einen Durchmesser von 30 Zentimetern, können aber auch noch größer werden.

Hintergrundinformation

Ursprünglich stammt die „Sonne der Inkas", die Sonnenblume, aus Südamerika, gelangte von dort aus später nach Nordamerika und erst im 16. Jahrhundert nach Europa, wo sie zuerst nur für eine Zierpflanze gehalten wurde - auch aufgrund ihrer interessanten Eigenart, mit ihren Blütenköpfen dem Lauf der Sonne am Himmel zu folgen, die sich im Nachhinein als Mythos oder Wunschdenken herausstellte, wie wissenschaftliche Untersuchungen gezeigt haben. Allein die noch jungen Pflanzen sind es, die über diese Fähigkeit verfügen. In ihrer amerikanischen Heimat wird die Sonnenblume auch heute noch als „Indian Sun" bezeichnet, also als Sonne der Indianer.

Symbolisch die Sonne auf Erden vertretend, spielte diese Blume eine Rolle in Ritualen der Inkas und der nordamerikanischen Ureinwohner. Frauen, die schwanger werden wollten, aßen Sonnenblumenkerne.

Der Bezug der Pflanze zur Sonne spiegelt sich nicht nur in der deutschen, sondern vielen Sprachen wieder (*Sun*flower, Tourne*sol*, Gira*sol*, *Zonne*bloem etc.). Der Grund dafür ist nicht nur das an eine strahlende Sonne erinnernde Aussehen der Blüten, sonder auch der sogenannte Heliotropismus, die Eigenschaft einer Pflanze, sich der Sonne zuzuwenden. Knospen und Blätter der Sonnenblume folgen der Sonne auf ihrem Weg von Ost nach West am Himmel. Im Stamm, knapp unterhalb der Knospen, gibt es Motorzellen, die Blätter und Knospen nach dem Sonnenlicht ausrichten. Vor der Blüte verhärtet der Stamm, sodass anschließend alle Blüten nach Osten zeigen, wo die Sonne aufgeht.

Der botanische Name sagt genau das Gleiche: helios ist das griechische Wort für Sonne, anthos heißt Blume. Er leitet sich von einer Geschichte ab, nach der das Mädchen Clytia sich in Apollo, den Sonnengott, verliebte. Neun Tage lang tat sie nichts, als Apollo beim Lenken seines Wagens über den Himmel zu beobachten. Sie verwandelte sich in eine Blume. Trotz der griechischen Bezeichnung der Sonnenblume muss es sich aber doch um eine andere Pflanze gehandelt haben, schließlich kam die Sonnenblume erst viel später nach Europa.

Steve Johnson, der Leiter des Alaskan Flower Essence Project, fand heraus, dass Sonnenblumen energetische Pfade im Garten aufbauen helfen, sodass man sie ganz gezielt dorthin pflanzen kann, wo Sonnenenergie bzw. Yang-Energie besonders benötigt wird. Sie lenken die Energie dann genau in diese energetisch unterversorgten Gebiete.

Als Öllieferant wurde die Sonnenblume erst im vorvergangenen Jahrhundert entdeckt. Ihre Samenkerne enthalten bis zu 50% Öl und bis zu 30% Eiweiß und stellen somit ein wertvolles Lebensmittel dar. Sonnenblumenöl wirkt cholesterin- und fiebersenkend. In der Naturheilkunde wird es zur Entgiftung und Entschlackung des Organismus angewandt (Stichwort Ölziehen). Die Pflanze vermag auch, dem Boden Schadstoffe zu entziehen, daher wird sie auch hier bei der Entgiftung eingesetzt, sogar bei radioaktiv belasteten Böden.

In Russland verwendete man die riesigen Blätter der Sonnenblume und ihre Blüten gegen Brust- und Halskrankheiten. Zwar spielt die Sonnenblume

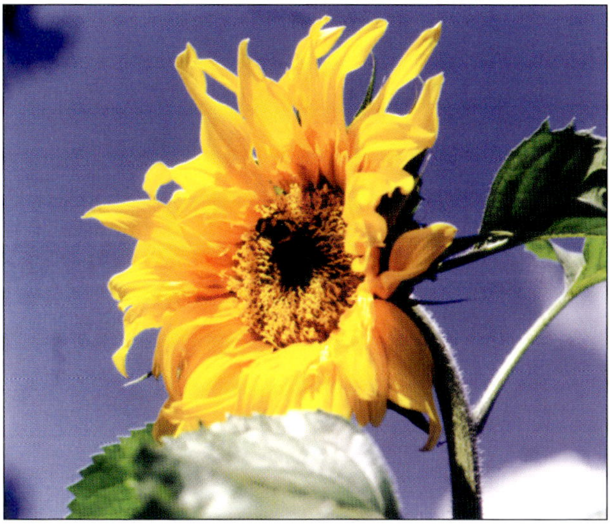

in naturheilkundlicher Hinsicht bei uns keine besondere Rolle, in China wurde sie jedoch in die Medizin integriert. Beinahe alle Pflanzenteile finden Verwendung, und das Spektrum der damit behandelten Krankheiten reicht von Bluthochdruck über Magenbeschwerden und Nierenprobleme bis hin zu Brustentzündung und Menstruationsschmerzen; sogar zur Einleitung der Geburt wird sie gebraucht.

Die Sonnenblume ist die Geburtstagsblüte für die am 30. Juni Geborenen.

Porträt der Blütenessenz

Allgemein

Als Blütenessenz steht die Sonnenblume für Individualität, für persönliche Kraft und Ausstrahlung, für eine Verbindung des Materiellen mit dem Geistigen. Sonnenblumenessenz stärkt die Persönlichkeit, die Kräfte des Ich, das Rückgrat. Sie bringt die Yang-Energie der Durchsetzungsfähigkeit. Somit ergänzt diese Blüte die Wirkung der Granatapfelessenz, die für Yin-Energie steht.

In erster Linie, aber nicht ausschließlich, ist die Sonnenblume für Männer geeignet, die ihre Männlichkeit im Laufe ihres Lebens nicht in einer Weise entwickelt haben, wie sie sich das selbst wünschten. Die Grundproblematik mag in einem Konflikt mit den Eltern liegen, wobei erste Adresse der Vater des oder der Betroffenen ist. Der Konflikt mit der Mutter wird eher mit Granatapfel- und Birnenessenz angesprochen. Bei Jungen oder Männern mag in diesem Zusammenhang auch an die Rosmarinessenz gedacht werden. Vielleicht findet sich in der eigenen Geschichte aber auch kein positives männliches Vorbild, von dem man hätte lernen können, an das man sich hätte anlehnen können.

Die Wertschätzung männlicher Energie aber ist wohl die Voraussetzung für deren Entwicklung im eigenen Inneren, egal ob bei Mann oder Frau. Die Essenz der Sonnenblumenblüte stellt den Kontakt zur Kraft der Sonne her, die seit jeher als Yang-Prinzip dem Yin der Erde an die Seite gestellt wird. Erst der Ausgleich beider Energieformen in ein und derselben Person ermöglicht ausgeglichenes Wachstum. Somit kann eine Mischung aus Granatapfel- und Sonnenblumenessenz all denen von besonderer Hilfe sein, die in einem inneren Identitätskonflikt feststecken.

Diese Blütenessenz stärkt das Rückgrat und dies auch ganz im Wortsinne, kann von daher auch bei Rückenschmerzen eingesetzt werden. Da sie das Wesen männlicher Energie verkörpert, besitzt sie eine besondere Beziehung zum entsprechenden Akupunkturmeridian der Yang-Energie. Dieser heißt Gouverneursmeridian und verläuft vom Steißbein aufsteigend über die Mittellinie des Rückens, Hals und Kopf bis zur Oberlippe. Besteht auf diesem Sammel- und Reservegefäß eine energetische Unterversorgung, bringt die Sonnenblumenessenz sowohl einen kurzfristigen Energieschub als auch konstitutionell über einige Zeit eingenommen eine Aufladung, die entsprechend den Rücken stärkt. Sonnenblumenessenz, einem entsprechenden Massageöl beigemischt, kann große Erleichterung bei allen Rückenproblemen bringen, denn sie verhilft dazu, dass das Rückgrat den Rücken trägt und kein zusätzlicher Krafteinsatz für eine gesunde aufrechte Haltung benötigt wird.

Ansonsten kann diese Blüte, wo immer es um die Stärkung der Persönlichkeit geht, einer Einnahmemischung beigegeben werden.

Sonnenblumenessenz fördert zudem die männliche Fruchtbarkeit.

Persönlich

Neigen Sie dazu, klein beizugeben, wenn der Widerstand gegen Ihre Ideen und Wünsche etwas heftiger wird? Ordnen Sie sich lieber unter, als selbst Führungspositionen zu beanspruchen – auch wenn Sie vielleicht fähiger sind als Ihre Konkurrenten? Fällt es Ihnen schwer, Ihre Bedürfnisse durchzusetzen, und stecken Sie schnell zurück, bevor überhaupt Widerspruch aufkommen könnte? Das wäre ja weiter nicht besonders tragisch, wenn es Ihnen damit gut ginge.

Sollten Sie aber ein Fall für die Sonnenblume sein, geht es Ihnen damit überhaupt nicht gut, sondern es rumort in Ihnen, Sie ärgern sich, fühlen sich überfahren und unterdrückt und begehren innerlich dagegen auf. Ja, es könnte sein, dass Sie schon gegen Autorität aufbegehren, bevor sie sich Ihnen gegenüber überhaupt erst manifestiert hat, z.B. werden Sie schon sauer über den Polizisten, der Sie wegen einer Verkehrskontrolle anhält, weil Sie sich ihm hilflos ausgeliefert fühlen. Gegen „die da oben" kann man ja doch nichts machen – zumindest solange man nur fest genug daran glaubt.

Vielleicht ist ja Ihr Mann oder Ihr Arzt eine solche Autorität für Sie, gegen die Sie sich nicht zu wehren wissen. Und manchmal fehlt selbst den stärksten Frauen die Energie, sich durchzusetzen, gerade während der Geburt mag plötzlich die Kraft fehlen, für das einzustehen, was Sie als für sich richtig erkannt haben. In dieser Ausnahmesituation lassen sich manchmal selbst Ärztinnen, die dabei sind, ihre Kinder auf die Welt zu bringen, Dinge gefallen, die sie im Traum nicht für möglich gehalten hätten. Ein wenig Energie gefällig, ein wenig Durchsetzungskraft und Selbstbehauptung? Sonnenblume könnte hier die richtige Wahl sein. Sie hilft, die einzigartige Persönlichkeit zu werden, die Sie schon immer sein wollten.

Bezug zu Schwangerschaft und Geburt

- hilft bei unerfülltem Kinderwunsch, wo keine organische Ursache vorliegt
- hilft der Schwangeren zu lernen, ihrem Partner ihre Bedürfnisse und Gefühle deutlich zu machen
- hilft bei andauernden Rückenschmerzen aufgrund von Haltungsfehlern
- hilft, sich gegen Autoritäten, Vaterfiguren etc. durchzusetzen
- erleichtert dem Vater die Kontaktaufnahme zu seinem Kind
- erleichtert dem Vater das Hineinwachsen in seine neue Rolle

- weckt Verständnis im werdenden Vater für Bedürfnisse und auch Launen seiner Partnerin
- hilft, die eigenen Bedürfnisse während der Geburt genau zu erkennen und ausdrücken zu können
- hilft, auf das innere Wissen zu hören, wenn Autoritäten einen mit ihrem medizinischen Wissen zu überrumpeln versuchen
- bringt Erleichterung bei Schmerzen
- erleichtert das Bonding

Stechpalme | Ilex aquifolium

Stichworte	Frieden, Liebe, Ausgeglichenheit, Sanftmut
Kurzbeschreibung	Beruhigt überschießende emotionale Reaktionen wie Eifersucht, Ärger, Wut, Zorn ebenso wie entzündliche Prozesse auf der körperlichen Ebene

Porträt der Pflanze

Die Stechpalme ist ein bis zu 7m hoher, immergrüner Strauch mit glatter, grauer Rinde, der im Schatten oder Halbschatten von Laub-, Nadel- und Mischwäldern auf feuchtem, leicht saurem, nährstoffreichem Boden am besten gedeiht. Sie ist empfindlich gegen Frost und verträgt keine Trockenheit. Ihr Holz ist hart, gelb bis grünlich-weiß, man kann aus ihm Werkzeuggriffe herstellen, die gut in der Hand liegen und keine Schwielen verursachen. Die Blätter sind kurz gestielt, lederartig glänzend und dornig gezähnt, ihre Form ist elliptisch bis eiförmig. Je höher an der Pflanze gewachsen, desto weniger Dornen haben die Blätter, bei alten Pflanzen fehlen sie manchmal zur Gänze. Die Blüten sind klein, weiß bis rosa, vierblättrig und erscheinen in blattachselständigen Büscheln. Sie duften stark. Blütezeit ist Mai und Juni. Männliche und weibliche Blüten sind vom Augenmerk her kaum zu unterscheiden, die männlichen sind jedoch ein wenig größer und besitzen herausstehende Staubgefäße. Männliche und weibliche Blüten erscheinen auf verschiedenen Pflanzen, daher entwickeln einige keine Früchte. Der Stempel der weiblichen Blüten entwickelt sich nach Befruchtung zur leuchtend roten Beere. Diese ist giftig, die tödliche Dosis liegt für Erwachsene bei 20 – 30, für Kinder liegt sie noch darunter. Die einzelne Stechpalme wächst sehr langsam, kann aber bis zu 300 Jahre alt werden.

Hintergrundinformation

Die Stechpalme stammt ursprünglich aus dem Mittelmeergebiet. Sie besitzt eine besondere religiöse Bedeutung, weshalb sie gemeinsam mit der Mistel (Holly and Mistletoe) in England zur besonderen Weihnachtspflanze wurde, wo man sie als Tisch- und Türschmuck verwendet. In Skandinavien bezeichnet man die Pflanze als Christusdorn, sie symbolisiert Christus Dornenkrone. Angeblich verwandelten sich weiche Palmzweige in stachelige Stechpalmenzweige, nachdem das Volk „Kreuzigt ihn!" gerufen hatte. Daher wird sie auch heute noch am Palmsonntag, dem Sonntag vor Ostern, als Kreuzschmuck im Haus benutzt. Dahinter steht der Glaube und die Hoffnung, die Zweige würden helfen, das Haus vor Blitz, Zerstörung und Krankheit zu beschützen. Stechpalmen sollten Mensch und Tier vor Hexen und Dämonen schützen und Glück bringen, weshalb sie auch frisch Vermählten zur Hochzeit geschenkt wurden.

In der Naturheilkunde wurde die Stechpalme bei fieberhaften Infektionen der Luftwege, besonders bei Keuchhusten eingesetzt. Auch bei Verdauungsbeschwerden fand sie Verwendung. Allerdings wurden nur die Blätter als Tee aufgebrüht, um die Beeren mache man besser einen Bogen, da sie giftig sind.

Bekannt sind auch Räucherungen mit Stechpalmenblättern, was den Zorn der Götter besänftigen sollte, auf dass diese das Gewitter ohne Schaden vorbeiziehen lassen mochten.

Porträt der Blütenessenz

Allgemein

Die Stechpalme ist eine Blütenessenz für stark emotional aufgeladene Zustände. Sie wirkt auf Gefühle ein, die außer Kontrolle geraten sind, für die man sich womöglich selbst verurteilt, die aber zuerst einmal wahrgenommen sein wollen: es geht um Ärger, Eifersucht, Neid, bösartige Impulse, Lust, jemandem etwas anzutun etc. Das kann sich steigern bis hin zu Ausbrüchen größten Zorns und Hasses, vollkommenem Aufgebrachtsein.

Zwei mögliche Indikationen sind hier zu unterscheiden. Zum einen gibt es Menschen, deren Natur es ist, schnell höchst emotional zu reagieren, ob die Gelegenheit dies hergibt oder nicht. Sie sind leicht reizbar und explodie-

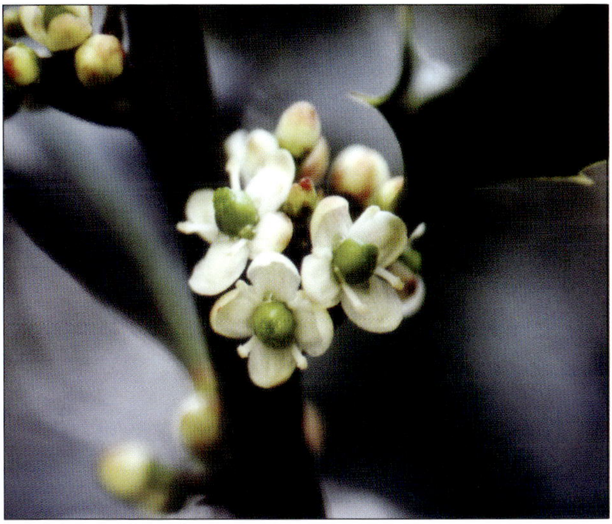

ren bereits bei geringsten Anlässen. Es sind dies die typischen Hochdruckpatienten, denen die Verdauung zu schaffen macht, die oft unter Schlaflosigkeit leiden, weil sie sich so schwer nach einer Auseinandersetzung oder einem Streit wieder beruhigen können. Sie handeln oft aus dem Bauch heraus, wissen später zuweilen selbst nicht mehr, weshalb sie irgendetwas gesagt oder getan haben. Sie sind im Nachhinein bestürzt, betroffen und untröstlich, sollten sie im Streit jemanden verletzt haben, sei es verbal oder körperlich. Als Gefühlsmenschen handeln und reagieren sie oft spontan emotional. Dies gilt aber auch für ihre positiven Eigenschaften. Wenn sie jemanden gern haben, sind sie großzügig, herzlich und die allerbesten und hilfsbereiten Freunde. Wenn sie sich verlieben, ist es die ganz große Liebe, sind es die ganz großen Gefühle, die sie produzieren, und alles ist gleich vollkommen wunderbar. Wenn dann etwas schiefgeht, kann es dann allerdings auch ziemlich schrecklich werden, sie können hochgradig eifersüchtig sein und sich in Wutanfälle hineinsteigern, die ihnen hinterher dann abgrundtief leidtun, aber so sind sie nunmal, immer emotional hochtourig.

Was aber nicht besagt, dass solche Zustände, auf die die Stechpalme einzuwirken in der Lage ist, ausschließlich bei stark emotionalen Persönlichkeiten vorkommen können. All das bisher Gesagte kann auch bei normalerweise eher zurückhaltenden Persönlichkeiten eintreffen. Angesprochen ist das Außersichsein, der Zorn, die Wut, der höchste Ärger. Um solches zu erleben, muss man kein spezieller „Stechpalmen-Typ" sein. Es genügt oft, ausreichend gereizt zu werden, um einen Ausbruch auszulösen. Bei Menschen, die gewöhnlich ihre Gefühle eher verstecken oder hinunterschlucken, kann dies eine sehr überraschende und heftige bis überwältigende Erfahrung sein, derart in höchste Erregung zu geraten, dass man kurz davor ist, jemandem etwas anzutun. Dennoch kann es geschehen. Stechpalmenessenz kann dann helfen.

War eine Frau schon vor der Schwangerschaft leicht reizbar, kann sich dies dann steigern bis ins Unerträgliche – für sie selbst und ihre Umwelt. Insgesamt wird häufig berichtet, dass die seelische Ausgeglichenheit während der Schwangerschaft unerwarteterweise verschwindet, auch wenn, von außen betrachtet, alles in Ordnung und geregelt sein sollte. Reizbarkeit, Argwohn, Misstrauen, Neid auf die nicht schwangeren Freundinnen, Eifersucht können der Schwangeren das Leben schwer machen. Es muss dafür nicht einmal eine reale Grundlage geben, es ist einfach so, es kann einen richtig krank machen; mit Stechpalmenblütenessenz lässt sich Abhilfe schaffen.

Stechpalmenessenz wirkt ausgleichend und beruhigend, sie holt einen aus der inneren Überdrehtheit heraus, wenn man das Gefühl hat, neben sich zu stehen und verständnislos mit ansehen zu müssen, wie man ausrastet. Mit der starken inneren Erregung korrespondiert die Reaktionslage auf der körperlichen Ebene. Alle entzündlichen Reaktionen können durch Einnahme oder äußere Anwendung gelindert werden. Stechpalmenessenz eignet sich als Badezusatz und in Umschlägen zur Kühlung. Auch zur Schmerzlinderung kann sie eingesetzt werden.

Ein weiteres Einsatzgebiet findet sie bei Kindern. Wenn ältere Geschwister eifersüchtig und ablehnend auf das neue Familienmitglied reagieren, kann die Stechpalme helfen, es annehmen und Freundschaft schließen zu können.

Stechpalme ist die Herz-Blütenessenz, sie transformiert die Gefühle. Es ist die Blüte der Liebe. Sie kann dann genommen werden, wenn die Liebe durch Ärger oder Zorn überdeckt zu werden droht, um sie wieder ans Licht zu bringen und mit ihr das Gefühl, wieder im Lot zu sein.

Persönlich

Tragen Sie manchmal finsteren Verdacht mit sich herum, was Ihr Partner gerade so treibt, während Sie schon vom Treppensteigen völlig geschafft auf dem Sofa sitzen und sich müde, unbeweglich und vom normalen menschlichen Leben ausgeschlossen fühlen? Da kann der Kopf lange versuchen, Ihnen einzureden, alles sei gut und jeder Verdacht unbegründet. Wenn er einmal da ist, dann als unbestimmtes Gefühl, und auf welche Gefühle kann man schon durch Argumente einwirken. Oder sind Sie neidisch auf Freundinnen, die wie immer ihren Sport treiben, während Sie sich plump und schwer fühlen, vielleicht gar wie eine Aussätzige, die nicht mitmachen darf? Möchten Sie Ihrem Partner zuweilen schier den Schädel einschlagen, weil er einfach nicht kapiert, dass es für Sie doch vollkommen logisch ist, wenn Sie erst lustig sind, dann sauer und im nächsten Moment heulen wollen? Wieso versteht er das nicht? Oder möchten Sie Ihre Mutter am liebsten hochkant rausschmeißen, weil sie schon wieder mit irgendwelchen unglaublich guten und vernünftigen Tipps für die Schwangerschaft ankommt?

Sind Sie leicht reizbar, misstrauisch, manchmal böse, manchmal richtiggehend aggressiv, ob mit oder ohne Grund? Wenn Sie sich aufregen, gehen Sie dann schnell bis zum Maximum, auch wenn der Anlass vielleicht gar nicht so wichtig war?

In all diesen Fällen kann Sie die Stechpalmenessenz wieder auf den Boden holen. Sie beruhigt, wann immer sich die Emotionen bis ins Unerträgliche aufschaukeln. Sie kann Ihnen Ihren inneren Frieden zurückbringen, wenn Sie aufgebracht und ärgerlich sind, wenn Ihnen vor Zorn das Blut in den Kopf schießt und Sie am liebsten nur noch herumwüten möchten.

Immer, wenn etwas zu viel, zu heftig, zu heiß wird, können Sie diese Blüte einsetzen. Auch wenn dies körperlich so ist. Hitze ist eines der Zeichen für Entzündung, die wiederum dazu dient, die Bedingungen der körpereigenen Abwehr für Bekämpfung eingedrungener Mikroorganismen wie Bakterien sowie die sich selbst steuernden Reparaturmechanismen zu verbessern, ist also im Grunde genommen sehr positiv. Oft geht sie aber einher mit Schmerzen. Die Stechpalme wirkt beruhigend auf Ihre Emotionen wie ein kühler Umschlag um eine entzündete Stelle im Körper. Sie beruhigt natürlich von innen, wenn Sie sie einnehmen, kann aber auch äußerlich auf die rote, vielleicht pochende Stelle gegeben werden. Wann immer Sie Genervtheit, Ärger, Eifersucht, Missgunst, Wut und Aggressivität quälen, mag Ihnen die Stechpalme weiterhelfen und die innere Ausgeglichenheit zurückbringen.

Bezug zu Schwangerschaft und Geburt

- bei drohender Frühgeburt
- bei Schmerzen
- bei Partnerschaftsproblemen
- bei Anspannung und Verkrampfung
- bei entzündlichen Zuständen
- bei selbstzerstörerischen Handlungen (Wie konnte ich nur!)
- bei Neid, Misstrauen, Eifersucht
- bei ungekannten Aggressionen, Wutausbrüchen
- wenn das Baby einen nicht schlafen lässt
- wenn die älteren Geschwister eifersüchtig sind

Strahlenlose Kamille | Matricaria discoidea

Stichworte	Selbstbestimmung, im Körper zu Hause sein
Kurzbeschreibung	Gibt Ruhe, Sicherheit, Orientierung; bringt Gelassenheit und Trost in scheinbar aussichtslosen Lagen; die eigenen Grenzen und Möglichkeiten erkennen, den eigenen Körper kennenlernen

Porträt der Pflanze

Weniger auffällig als die Echte Kamille mit halbkugeligen, grünlichgelben Blütenkörbchen ohne den Kranz weißer Blütenblätter ihrer „echten" Schwesterpflanze gilt die Strahlenlose Kamille als eher minderwertig. Zwar sieht sie ähnlich aus, zwar riecht sie ähnlich, doch es sind im Sinne der Pflanzenheilkunde die „falschen" ätherischen Öle, die sie ihr eigen nennt, die duften nach Kamille, aber besitzen nicht die Heilwirkung der „echten".

Die Strahlenlose Kamille kommt ursprünglich aus Nordostasien, ist aber heute bei uns weit verbreitet. Sie kommt in fast allen Ackerkulturen vor, insbesondere im Wintergetreide, Zuckerrüben- und Kartoffelanbau. Man findet sie an Wegrändern, Bahndämmen, Getreidefeldern oder auch auf Schutt, von wo aus sie auf Äcker übergreift. Sie wird bis zu 40cm hoch und blüht von Juni bis August. Die einzelnen am Ende der Triebe stehenden Blüten bestehen aus gelbgrünen Röhrenblüten. Die Blätter der Pflanze sind dünn und fiederartig. Ihre Früchte verschleimen bei Nässe, bleiben an Schuhsohlen, Fahrrad- und Autoreifen kleben und werden so weit verbreitet.

Hintergrundinformation

Die Strahlenlose Kamille stammt aus Ostasien und ist in Europa heimisch geworden. Ob sie ihrer weißen, strahlenden Zungenblüten unterwegs verlustig gegangen ist, die ihre Schwesterpflanze, die Echte Kamille, auszeichnen, mag dahingestellt bleiben. Sie wurde von Seefahrern mitgebracht und zuerst im botanischen Garten in Berlin angepflanzt. Dort blieb sie allerdings nicht lang, sondern trat den Weg bis in die entlegensten Regionen an. Trotz des Mangels an wertvollem Azulen besitzt sie gewisse arzneiliche Wirkung, denn den aus ihr zubereiteten Tee kann man gegen Wurmbefall trinken. Überdies wirkt er beruhigend, krampflösend, blähungslindernd und milchbildungsfördernd.

Porträt der Blütenessenz

Allgemein

Diese Pflanze ist ungeheuer robust, erträgt klaglos Spaziergänger und Traktoren, die auf ihren bevorzugten Orten, den Feldwegen, unachtsam auf sie treten oder über sie fahren, und richtet sich wieder auf, als sei nichts gewesen.

Gerade diese Eigenschaft, die sie als Blütenessenz schwangeren Frauen übermitteln kann, kann für sie von großer Hilfe sein, z.B. wenn sie Gefühlsschwankungen erleben, die sie sich selbst nicht erklären können und schon gar nicht ihrem Partner. Wenn Kleinigkeiten schon in der Lage sind, die Schwangere aus der Fassung zu bringen und in Tränen ausbrechen zu lassen, bringt die Strahlenlose Kamille die innere Sicherheit, loslassen zu dürfen. Sie kann Stimmungsschwankungen als normal und in Ordnung erleben, statt dadurch noch unsicherer zu werden und sich in einen Teufelskreis hineinzusteigern. Weinen ist o. k., wenn man sich überwältigt fühlt, ängstlich ist oder verwirrt, es ist ein Ventil, das es einem erleichtert, anschließend wieder festen Boden unter die Füße zu bekommen.

Die Strahlenlose Kamille besänftigt auch verängstigte Kinderseelen, sie tröstet und besitzt mütterliche Ausstrahlung. Sie hilft über kindliche Unsicherheiten hinweg, lässt immer sicherer in die Körperlichkeit hineinentwickeln, gibt ein Gespür für festes Stehen und Orientierung im Raum, für die Möglichkeiten, stehen zu bleiben oder wegzulaufen. Sie koordiniert das Erlernen und Annehmen der materiellen wie der geistigen „Landkarte“ der Welt. Die Kinder lernen, ihren Körper zu gebrauchen, ebenso wie sie lernen, ihre geistigen Fähigkeiten anzuwenden.

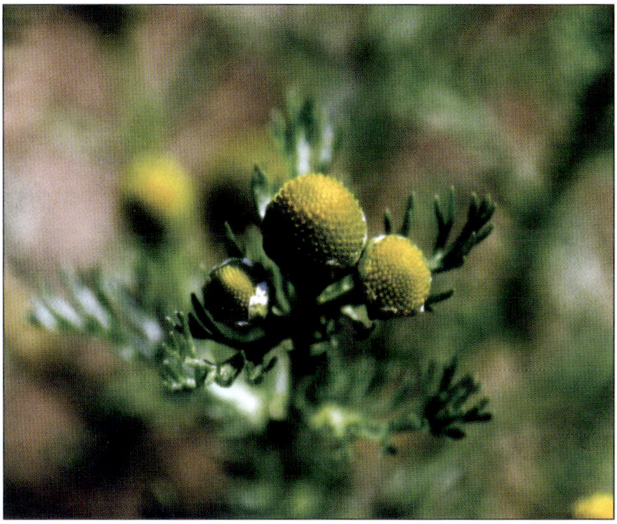

Sichtbare Koordinationsstörungen können Hinweise sein auf möglicherweise vorhandene emotionale Entwicklungsstörungen. In Zeiten, in denen Kinder sich am intensivsten zurechtzufinden lernen müssen, kann sich ursprüngliche Neugier in Ängstlichkeit verwandeln, können Beobachtungen zu falschen Schlussfolgerungen führen. Sie benötigen neben der Sicherheit durch die Eltern auch ein steigendes Vertrauen in sich selbst, den eigenen Körper und die tatsächlichen Möglichkeiten.

Lust am Neuen und Entdecken und Erweitern der eigenen Grenzen soll einhergehen mit dem Erlernen der Gefahreneinschätzung und der Fähigkeit, sich aus solchen entfernen, sprich weglaufen zu können. Diese spezielle Eigenschaft der Blütenessenz lässt sie auch für manche Erwachsenen angeraten sein, die sogenannte „erlernte Einschränkungen" ihr eigen nennen können: Ist es einem Kind z.B. aufgrund elterlichen Druckes nicht möglich, sich aus einer Bedrohungssituation durch seine Eltern zu entfernen, verlernt es durch das emotionale Trauma möglicherweise das Weglaufen oder erwägt eine solche Möglichkeit erst gar nicht. Manche Menschen schauen reglos wie in Starre ihren Angreifern zu. Sie scheinen einfach vergessen zu haben, dass sie sich auch davonmachen könnten.

In der gesellschaftlichen Bewertung hat das Standhalten offensichtlich erheblich mehr Gewicht als das Flüchten. Man bedenke nur, wie auch heute noch mit den Deserteuren der Nazizeit umgegangen wird, denen Weglaufen und Nichtteilhabe am Massenmord selbst heute noch nicht verziehen wird.

Für Kinder ist Weglaufen die einzige Möglichkeit, Gefahren zu entgehen.

Die Strahlenlose Kamille lässt die eigenen Grenzen erkennen und erlernen, und wer die Gelegenheit als Kind dazu nicht gehabt hat, mag vielleicht als Erwachsener die Chance noch nutzen. Diese Blüte hat etwas Mildes und Schützendes, sie verhindert weder stolpern noch stürzen, aber wenn es tatsächlich gefährlich wird, fängt sie uns auf, indem sie unser Bewusstsein richtig entscheiden lässt, welche Reaktion die angemessenste ist. Denn zur Koordination von Körper und Geist gehört neben der psychischen, emotionalen und intuitiven Funktion auch das Verstehen und Integrieren der Verstandesfunktionen.

Diese Blüte stärkt den Kontakt zur Erde, gibt sicheres Körpergefühl und sicheren Stand, sie kann für alle Menschen von Bedeutung sein, die gerne Sport treiben, tanzen, Meditation in Bewegung wie Tai Chi ausüben. Sie eignet sich in allen Lebensphasen, in denen man körperliche Umstellungsprozesse durchmacht wie Schwangerschaft, Zahnen der Kinder, Laufenlernen usw.

Persönlich

Fühlen Sie sich manchmal so richtig schachmatt? Haben Schwierigkeiten, sich zu bewegen, fühlen sich eingeengt, irgendwie sperrig und unbeholfen? Sind genervt, weil Ihre gewohnte Beweglichkeit futsch ist, Ihnen schon beim Treppensteigen der Schweiß ausbricht, wo Sie vorher immer zwei Stufen auf einmal genommen haben? Oder weil Sie nicht mehr in Ihrer gewohnten Haltung schlafen können?

Dann gibt es zwei Möglichkeiten: Entweder Sie ärgern sich die ganze Zeit, oder Sie versuchen, sich mit Ihrer Situation anzufreunden, sich zu arrangieren und Ihre jetzigen Bewegungsmöglichkeiten genau kennenzulernen. Vielleicht ergeben sich durch Einschränkungen sogar reizvolle neue Möglichkeiten, wer weiß? Fällt es Ihnen schwer, diese zu suchen und auszuprobieren?

Die Blütenessenz der Strahlenlosen Kamille kann dieses Schweregefühl nicht wegmachen, dafür kann sie Ihnen aber die Energie geben, die Sie beweglich erhält und Ihnen zudem sogar Lust an der Bewegung verschafft. Die

Erde ist nicht nur ein müdigkeitsfördernder Stern mit seiner vermaledeiten Schwerkraft, sie bietet auch die Möglichkeit, sich abzustoßen. Ein Hindernis ist ein Hindernis für die, die daran glauben, für die anderen könnte es Herausforderung oder gar ein Sprungbrett sein. Diese Blütenessenz möchte Sie verführen, einmal die zweite Perspektive einzunehmen, Sie könnten sich gleich viel leichter fühlen.

Sie kann Ihnen helfen, wenn Sie mit Ihrem Baby Schwierigkeiten haben, es Ihnen womöglich ganz fremd vorkommt oder irgendetwas da ist, was die Beziehung zu ihm stört. Vielleicht kommen Sie sich schon vor wie die allerletzte Rabenmutter, weil Ihr Kind Ihre Brust ablehnt oder quengelt und schreit. In solchen Fällen können Sie sich selbst ein wenig Selbstwertgefühl über diese Blüte zurückholen, Sie können sie aber auch Ihrem Kind auf den Bauch reiben – wenn Sie eine gute Creme haben, mischen Sie die Essenz darunter, Sie können sie ebenfalls tropfenweise pur auf den Bereich des Sonnengeflechtes geben. Sie wird ihm helfen, sich in seiner neuen Lebensumgebung einzugewöhnen und statt auf alles mit Ablehnung nunmehr auch mit Neugier reagieren zu können.

Und wenn sich schließlich Ihr Partner ungeschickt fühlt, weil er nicht weiß, wie er mit dem Baby umgehen soll und dauernd glaubt, er würde es verletzen, dann geben Sie ihm auch ein paar von diesen Tropfen.

Bezug zu Schwangerschaft und Geburt

- hilft, körperlich trotz Veränderung im Gleichgewicht zu bleiben
- gibt festen Halt, sowohl körperlich wie seelisch
- erleichtert körperliche Umstellungen
- unterstützt Gleichgewichtssinn und motorische Koordination bei Veränderung des Körpergewichtes sowohl in der Schwangerschaft wie auch unmittelbar nach der Geburt
- Schmerzlinderung während der Geburt
- hilft beim Bonding von Mutter und Säugling
- Unterstützung des Stillens
- Unterstützung für das Baby nach dem Abstillen
- gibt dem Baby inneren Halt beim Erkunden der eigenen Beweglichkeit
- Hilfe beim Laufenlernen
- erleichtert das Zahnen
- wenn das Neugeborene die Brust ablehnt

Weiße Schafgarbe | Achillea Millefolium

Stichworte	Sich schützen können
Kurzbeschreibung	Schutz und Sicherheit trotz widriger Umstände; sich gegen Stress abschirmen; durchhalten in Zeiten der Veränderung

Porträt der Pflanze

Die Schafgarbe hat ihre Blütezeit von Juni bis Oktober. Bis dahin ist das Korbblütengewächs zu einer Größe von 15 - 50cm herangewachsen. Seine Blätter sind stark gefiedert, was den botanischen Namenszusatz „millefolium“ - tausendblättrig erklärt. Die Blüten selber erscheinen trugdoldig in kleinen Körbchen mit weißen bis rosafarbenen Zungenblüten, ähnlich wie sie auch bei der Sonnenblumenblüte zu finden sind. Im Inneren der Zungenblüten finden sich gelblich-weiße Röhrenblüten.

Die Schafgarbe ist eine sehr häufig vorkommende, ausdauernde Pflanze, sie bevorzugt halbtrockene Standorte, Wiesen, und Wege besonders, wenn der Boden stickstoffreich ist.

Die hier gemeinte Blütenessenz hat im Namen ausdrücklich den Zusatz „weiß“, denn obwohl die rosa blühende Schafgarbe botanisch nicht von dieser zu unterscheiden ist, weist sie dennoch etwas andere Wirkungen als Blütenessenz auf.

Hintergrundinformation

Die Schafgarbe spielte seit jeher eine bedeutende Rolle in der Naturheilkunde - zumindest bis zum Siegeszug der auf chemischem Wege hergestellten Medikamente. In ihrem Werk „Kräutersegen“ schreibt die Apothekerin E.M. Zimmerer noch 1896, die Schafgarbe gehöre zu „jenen Kräutern von

Gottes Gnaden, die des Schöpfers Barmherzigkeit zum Troste und Heil der leidenden Menschheit durch Engelshand aus dem Paradiese auf die Erde pflanzen ließ."

Eine christliche Legende berichtet von einem Jungen, der mit einer Rute braun blühender Pflanzen dem Milch trinkenden Jesus die Schale aus der Hand schlägt, bevor er sich lachend davonmacht. Als er später seine Rute betrachtet, entdeckt er, dass sich die Farbe der bräunlichen Blüten zu einem milchigen Weiß verwandelt hatte. Das Gewissen lässt ihn darüber grübeln, während er die Blätter seiner Pflanze, in Gedanken versunken, abrupft. Schließlich entschließt er sich, die Missetat seiner Mutter zu beichten, doch als er ihr die Rute zeigt, besitzt sie bereits neue Blätter, nämlich die tausendfach gefiederten, die das Kennzeichen der Schafgarbe sind. Die Mutter befiehlt ihm, Jesus neue Milch zu bringen und ihm die so verwandelte Pflanze zu zeigen. Jesus selbst vergibt ihm und lässt ihn die Pflanze in die Erde stecken, auf dass sie Wurzeln schlage, damit sie „dir stetsfort ins Gedächtnis rufe, dass man kein Kinderherz betrüben, sondern stets erfreuen soll."

Die Schafgarbe ist eine der ältesten Heilpflanzen der Menschheit, in iranischen Gräbern, deren Alter Archäologen auf 60.000 Jahre schätzen, fand man die Samen von 8 verschiedenen Heilkräutern, die den Verstorbenen die Reise ins Jenseits erleichtern sollten. Eine davon war die Schafgarbe. Dieselbe Pflanze, deren Stängel von den alten chinesischen Taoisten bei der Befragung des I Ging gebraucht wurden.

Der Name dieser Pflanze gibt weitreichende Auskünfte über ihre wesentliche Bedeutung in Spiritualität und Naturheilkunde. Der deutsche Name bedeutet nichts anderes als Heiler der Schafe, denn Garwe heißt Gesundmacher. Schäfer und Hirten hatten beobachtet, dass kranke Schafe sich mit besonderer Vorliebe über dieses Kraut hermachten.

Die Schutz- und Heilfunktion dieser Pflanze war Achilles, ihrem Namensgeber, bereits bekannt, bekam er doch von der Göttin Aphrodite den Rat, seine berühmt gewordene Verletzung mit Schafgarbe zu heilen. Aus dieser Geschichte wird die androgyne Natur dieser Blüte deutlich: zum einen hieß man sie Soldatenwurz, zum anderen auch Frauenkraut, Frauendank oder poetisch, auf die Blätter anspielend, Augenbraue der Venus. So wurde sie zur Versorgung von Wunden und zur Blutstillung verwendet, ebenso, unter anderem in Form von Sitzbädern, bei Menstruationsstörungen, Unterleibskrämpfen, Ausfluss, Eierstockentzündungen, Myomen und Gebärmuttervorfall.

Neben Baldrian und Angelika galt die Schafgarbe als drittes wichtiges Pestmittel – es zeigt sich die typische Parallele von materieller Wirkung als Infektionsschutz und energetischer als emotionaler Schutz, wie sie viele Blütenpflanzen auszeichnet, die sowohl in Naturheilkunde wie in Schwingungsheilskunde Verwendung finden.

Hier ein kleiner Auszug der Indikationenliste der Schafgarbe aus den Zeiten, in denen die Pflanzenheilkunde noch einen anderen Stellenwert besaß als heute: Lungentuberkulose, Bluterbrechen, Auszehrung, Kräfteverlust, Verdauungsstörungen, Leberleiden, Hämorrhoiden, Bauchschmerzen, Krämpfe, Harnwegsentzündungen, Wunden, Geschwüre, Fisteln, Frostbeulen, Schwächezustände jeder Art und Ursache. Verwendet wurde der Tee, aber auch Tinkturen mit Branntwein (!), Umschläge mit dem Absud und auch Bäder, Presssaft als entschlackende Frühjahrskur zur Blutreinigung und und und.

Die Schafgarbe gehört zu den Wurzelkriechern und Pionierpflanzen. Sie dient als Bodenfestiger und Nährstoffanzeiger.

Konstitutionell mag die Weiße Schafgarbe für diejenigen besondere Bedeutung besitzen, deren Geburtstag auf den 16. Januar oder zwischen den 19. September und 23. Oktober fällt.

Porträt der Blütenessenz

Allgemein

Eine Blütenessenz wirkt analog zur materiellen Anwendung eher auf der Gefühlsebene und spirituell – sie schließt die emotionale Wunde oder – besser noch – schützt vor solcher Verwundung, wenn man sie vorbeugend einnimmt.

Die Weiße Schafgarbe ist *die* Schutzblüte. Man erkennt es bereits an ihrer Signatur, wenn sie voll erblüht ist: diese Pflanze besitzt eine strahlend weiße Aura, die auch für Nicht-Esoteriker deutlich zu erkennen ist. Die Essenz der Weißen Schafgarbe ist in der Lage eine solche Schutzhülle um uns herum zu bilden. Sie schirmt uns ab von äußeren Einflüssen, deshalb ist sie gerade wichtig in Zeiten der Veränderung, des Chaos, der Aggressivität. Sie lässt alles von uns abprallen, macht uns sicher auch in stürmischen Zeiten und gibt uns inneren Halt. Nichts von außen, was wir nicht zulassen wollen, kann diesen Schutzmantel der Weißen Schafgarbe durchdringen.

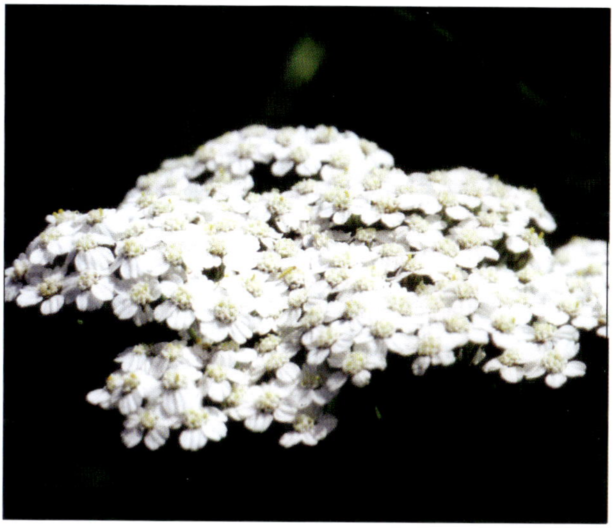

In der ersten Zeit nach der Geburt sind die Neugeborenen Angriffen aus ihrer Umgebung beinahe schutzlos ausgeliefert, ihr Immunsystem kann sich erst ab dem Zeitpunkt der Geburt entwickeln, da es im Mutterleib Antikörper gegen das mütterliche Blut bilden könnte und damit natürlich sich selbst schädigen würde. Also beginnt die Ausprägung der körpereigenen Abwehr erst anschließend. Solange die Mutter stillt, wird diese Phase des ungeübten Immunsystems über die in der Muttermilch enthaltenen Antikörper überbrückt – allerdings muss als Voraussetzung dafür die Mutter natürlich möglichst selbst gesund sein und über eine stabile Abwehr verfügen. Wo es sich schon herumgesprochen hat, gibt man dem soeben geborenen Kind einen Tropfen Schafgarbenessenz zum Schutz auf die noch offene Fontanelle. Wenn es in der kalten Jahreszeit geboren wird oder Familienmitglieder erkältet sind und die häusliche Atmosphäre mit jedem Niesen um etliche Keime bereichern, kann die stillende Mutter vorbeugend die Blütenessenz der Weißen Schafgarbe einnehmen, um ihren Schutz beim Stillen an ihr Baby weiterzugeben.

Wie im Abschnitt Hintergrundinformationen schon angesprochen, besitzt die Schafgarbe durchaus androgyne Eigenschaften. Während wir grob der Weißen Schafgarbe Yang-Qualitäten, der Rosa Schafgarbe Yin-Qualitäten zuschreiben können, sind es scheinbar gegensätzlich gerade die männlichen Schutzenergien der Weißen Schafgarbe, die die Achillesferse der Frauen schützen helfen, während umgekehrt die Rosa Schafgarbe Männer durch verstärkte Zufuhr weiblicher Energie stärkt.

Innerlich eingenommen schützt die Weiße Schafgarbe vor emotionalen und atmosphärischen Einflüssen wie Stress, Streit und Hektik, äußerlich angewandt beispielsweise in einer Creme stärkt sie die Schwachstellen unserer Körperabwehr in der Haut. Ein Versuch bei Juckreiz, Ausschlägen und anderen Störungen der Haut ist lohnenswert.

Persönlich

Ihr Partner hat schon wieder keine Zeit für Sie, Ihre Arbeitskollegen flüstern nur noch in Ihrer Anwesenheit, Ihre Mutter erklärt Ihnen, wie schlecht es ihr doch ging, als sie mit Ihnen schwanger war, und in der Zeitung lesen Sie, wie viel Missbildungen eine Untersuchung von Kindern in der Nähe von Kernkraftwerken gezählt hat. Und da soll man nicht heulen!

Ein andermal nimmt sich Ihr Partner extra frei für Sie, Ihre Arbeitskollegen behandeln Sie wieder wie einen ganz normalen Menschen, Ihrer Mutter geht's auch gut, und draußen spielen lauter gesunde Kinder – und dann ist es auch wieder nicht richtig.

Oder Sie haben sich gerade rechtzeitig zu Ihrer Schwangerschaft entschlossen, umzuziehen oder gar zu bauen, und alles geht schief oder wird furchtbar kompliziert. Oder die Leute bei Ihnen im Haus feiern jede Nacht wilde Partys und lassen Sie nicht zur Ruhe kommen. Oder Ihnen wird schon beim Geruch in der Praxis Ihrer Ärztin schlecht. Oder beim „ganz normalen" Straßenlärm schwindelig. Oder beim Hören einer bestimmten Musik kommen Ihnen die Tränen.

Dann – den Rat haben Sie jetzt sicher erwartet – versuchen Sie's mal mit der Weißen Schafgarbe als Blütenessenz. Sie lässt alles Negative draußen, nichts an Sie heran. Sie lässt Sie bei sich selber bleiben und Stress und Aufregung von Ihnen abgleiten. Sie ist wie ein mächtiger Beschützer, der die Feinde in die Flucht schlägt.

Bezug zu Schwangerschaft und Geburt

- wenn man sich besonders verletzlich fühlt, Stimmungen und atmosphärische Störungen aufnimmt und dadurch geschwächt wird
- wenn man schnell aus der Fassung gerät, sofort anfängt zu weinen, auch wenn kein Mensch den Grund dafür begreifen kann
- wenn Forderungen an einen herangetragen werden, die man nicht erfüllen kann
- Schutz bei Tendenz zu Frühgeburt, Blutungen, sonstigen Störungen der Schwangerschaft
- Schutz vor den Sorgen anderer
- wenn zu viele Menschen um einen herum Hektik verbreiten und man befürchtet, aus dem Gleichgewicht zu geraten
- wenn man sich durch Lärm, Licht, medizinische Apparatur beeinträchtigt fühlt
- wenn sich die Schwangere in einer Situation befindet, von der sie negative Auswirkungen auf ihr Kind befürchtet
- als Schutz vor Elektrosmog und Ultraschall für das Ungeborene
- um sich vor Einflüssen abzuschirmen, denen man nicht nachgeben möchte, z.B. von Seiten des Arztes
- um während der Geburt bei sich selbst zu bleiben
- als Schutz für das Neugeborene auf große Fontanelle und im Badewasser

Blütenhilfe

Wann immer sich Fälle ergeben, in denen einem die Zeit zu differenzierender Analyse fehlt und schnell gehandelt werden muss, empfiehlt sich der Einsatz der Blütenhilfe. Blütenhilfe ist der Name einer speziellen Notfallmischung, die, anders als die bekannten Rescue-Tropfen, besonders auf die Bedürfnisse von Frauen und Kindern abgestimmt sind. Dies bedeutet nicht, dass nicht auch Männer sie einnehmen können, allein erwies sich durch viele Tests, dass eher Frauen als Männer darauf ansprechen. Eine Erklärung dafür findet sich in der Zusammensetzung:

Birne
ist eine Blütenessenz weiblicher Energie, sie stützt und stärkt bei starker Erregung und Angst, die bis zur Panik gehen kann. Ihr Einsatzbereich findet sich rund um das Thema „Mütterlichkeit". Wenn Besorgnis besteht, ob die Schwangere ihrer Verantwortung auch gerecht werden kann oder das Kind auch gesund sein wird, wenn die eigene Mutterschaft nicht selbstbewusst angenommen wird, wenn ganz allgemein ein Notfall während einer Schwangerschaft oder Geburt eintritt, sollte immer an die Birnblüte gedacht werden.

Doldiger Milchstern
ist jene Blüte, die bei Verletzungen, Schocks und Traumatisierungen zum Einsatz kommt. Sie besänftigt und gibt neuen Mut. Der Doldige Milchstern als *die* Geburtsblüte wird rund um die Geburt und zur Abmilderung ihrer möglicherweise traumatischen Folgen am häufigsten eingesetzt.

Rosmarin
sorgt für das Standhalten. Bringt den Kreislauf wieder in Gang, macht Mut, hilft, sich schwierigen Auseinandersetzungen zu stellen. Wenn man am liebsten davonlaufen oder in Ohnmacht fallen möchte, nur nicht die erwartete Schreckenssituation durchstehen, bringt Rosmarin neue Energie und Standhaftigkeit. Hilft z.B. bei Geburtsstillstand oder übermäßiger Erschöpfung, wenn alles zu lange dauert.

Schmalblättriges Weidenröschen

ist wie die Birne eine Yin-Blütenessenz. Sie heilt die Verletzungen der Frauen, damit gemeint sind sowohl körperliche als auch seelische Verletzungen, z.B. im weiblichen Selbstwertgefühl. Zudem arbeitet das Weidenröschen auch auf der unbewussten Ebene, wo manche Verletzung weiter wirkt, auch wenn sie oberflächlich bereits verheilt erscheint.

Weiße Schafgarbe

ist die Schutz-Blüte. Sie wird eingesetzt in Zeiten großer Offenheit – wie z.B. einer Geburt – wenn schädliche Einflüsse auf einen einwirken, gegen die man sich nicht zu wehren weiß. Die Weiße Schafgarbe schirmt einen von solchen Einflüssen ab und hilft, die eigene Energie bei sich zu behalten, anstatt sie durch Abwehrmaßnahmen erschöpfen zu lassen.

Blütenhilfe sollte, anders als die übrigen Blütenessenzen, nicht per Einnahmefläschchen genommen werden, da eine Gewöhnung an ihre Schwingungsqualität im Gegensatz zu diesen ausdrücklich nicht erwünscht ist. Sollte nämlich ein Notfall eintreten bei einer Person, die seit einiger Zeit regelmäßig die Blütenhilfe einnimmt, ist man dieses wertvollen Hilfsmittels beraubt. In besonderer Krisensituation mag die Blütenhilfe maximal zwei Wochen lang genommen werden. Ansonsten empfiehlt sich die Wasserglasmethode, d.h. man gibt zwei Tropfen Blütenhilfe in ein Glas Wasser und trinkt dieses schlückchenweise nach Bedarf aus. Sie kann auch auf Stirn und Nacken gerieben oder tropfenweise pur aus der Stock Bottle eingenommen werden.

Teil 3

Blütenöle und -cremes

Öle

Blütenessenzen werden aus Blütenenergie, Sonnenenergie und Wasser gemacht und in Alkohol konserviert. Daneben besteht die Möglichkeit, Ölessenzen aus den Blütenpflanzen herzustellen. Dies bietet sich bei manchen Pflanzen an, die sich besonders für die äußere Anwendung eignen. Einige Menschen wollen nicht mit cognac-haltigen Blütenessenzen massiert werden, weil sie den Geruch nicht mögen oder Alkohol auf der Haut schlecht vertragen. Zudem verfliegt der Alkohol schnell und eignet sich von daher wenig zu Massagezwecken. Wünscht man größere Körperpartien zu massieren, kommt man ohne ölige Grundlage überhaupt nicht aus.

Die einfachste Lösung für dieses Problem liegt im Verreiben von Ölgrundlage und wenigen Tropfen Stockessenz in der Hand und anschließender Massage. Die Wahl des Öles kann sich dabei ganz nach den Bedürfnissen der zu massierenden Person richten. Olivenöl eignet sich zwar ausgezeichnet und ist besonders hautfreundlich, wird jedoch wegen seines Eigengeruchs oft abgelehnt. Sonnenblumenöl ist am preisgünstigsten, man kann aber ebenso gut Traubenkernöl, süßes Mandelöl oder irgendein anderes pflanzliches Öl verwenden, das man besonders gut verträgt und mag.

Einige der Blütenessenzen werden hingegen so häufig in Öl gebraucht, dass sich die Herstellung eines Blütenöles empfiehlt.

Generell gelten für die Blütenölherstellung die gleichen Regeln wie für die der Blütenessenzherstellung: das Quellwasser wird jedoch durch ein Öl nach eigener Wahl ersetzt. Auch gelten für die drei häufigst verwendeten Öle leicht unterschiedliche Regeln.

Löwenzahnöl und Weißes Schafgarbenöl

Diese werden auf gleiche Weise hergestellt. Genau wie bei der Essenzenherstellung braucht man einen klaren, ungetrübten Tag mit viel Sonne. Anstatt in das Quellwasser werden die entsprechenden Blüten allerdings in ein Glasschälchen mit Öl gepflückt, empfehlenswert sind Sonnenblumen- oder Olivenöl. Das Öl wird, anders als das Wasser, von den Blüten aufgesogen, sodass recht schnell die Blüten nicht mehr auf dessen Oberfläche schwimmen, sondern ganz eingetaucht sind. Sobald dies der Fall ist, gibt man eine weitere Lage Blüten hinzu.

Eine Wasseressenz ist schon nach wenigen Stunden fertig, Öl als etwas zäheres Medium braucht ein wenig länger, um die Blütenenergie aufzunehmen. Daher wird dieser Vorgang an drei aufeinanderfolgenden Tagen mit jeweils neuen Blüten wiederholt. Am Ende jeden Tages seiht man das Öl durch ein Tuch, sodass man es am nächsten Morgen neuerlich verwenden kann. Erfahrungsgemäß geht dabei jedes Mal ein wenig an Volumen verloren, was aber kaum ins Gewicht fällt, bedenkt man, dass es sich hier erst um die Mutteressenz handelt. Meist sind am Ende des dritten Tages gerade noch 100ml von dem ursprünglich genommenem Viertelliter übrig. Diese werden mit der fünffachen Menge Jojobaöls vermischt, womit die Herstellung der Mutteressenz abgeschlossen ist. Jojoba hat als Fett die Eigenschaft, nicht mit Luft zu reagieren und somit nicht ranzig zu werden. Darüber hinaus scheint die Blütenenergie selbst schon konservierende Eigenschaften zu besitzen, möglicherweise kommt man schon mit erheblich weniger Jojoba aus. Unsere Experimente haben gezeigt, dass dieses Öl nach zehn Jahren Lagerung immer noch gut konserviert ist, und um eine endgültige Feststellung über die Haltbarkeit machen zu können, müssen wir abwarten, bis die erste Flasche tatsächlich „umgekippt" ist.

Von dieser Uressenz nun gibt man 10 Tropfen in ein 30ml Fläschchen, das man anschließend mit einem Pflanzenöl eigener Wahl auffüllt. Diese Verdünnung entspricht in etwa der Stock Bottle. Man kann dieses Öl direkt zu Massagezwecken verwenden, es aber auch noch einmal fünfzig-fünfzig weiterverdünnen, je nach Bedarf und Wohlgefühl bei der Massage.

Johanniskrautöl

Die ersten Schritte der Herstellung gleichen denen von Löwenzahn- und Weiße Schafgarbenöl: an drei aufeinanderfolgenden Sonnentagen wird ein Schälchen mit jeweils neuen Johanniskrautblüten in die Sonne gestellt. Anschließend wird jedoch keine Konservierung vorgenommen, sondern man gießt das verbliebene Öl in ein Glas einer Größe zwischen 250 und 500ml, fehlendes Öl kann man hinzugeben. Dieses Glas, z.B. ein Konfitürenglas, wird nun vollständig mit Johanniskrautblüten gefüllt, es darf nur kein Stängelchen und keine Blüte die Oberfläche des Öles berühren, sondern alle pflanzlichen Anteile müssen gut bedeckt sein. Geschieht dies aus Versehen doch, bildet sich schnell Schimmel und das Öl nimmt den Geruch fauligen Fleisches an, dann muss es weggeschüttet werden. Ansonsten extrahiert das Öl während der kommenden drei bis sechs Wochen, in denen das Glas irgendwo zugeschraubt an einem sonnigen Plätzchen steht, nunmehr auch die materiell wirksamen Bestandteile, also den roten Pflanzensaft aus den Blüten. Es nimmt dabei auch den Geruch der Pflanzen an, sodass man dem fertig abgefilterten, rot gefärbten Johanniskrautessenzöl die Grundsubstanz des Olivenöls nicht mehr anmerkt. Dieses Öl ist anschließend gebrauchsfertig – es ist eine wunderbare Mischung aus energetischer und materieller Komponente, ein Öl, das zugleich Essenz ist.

Wie Blütenöle wirken

Die Wirkung entsprecht der von Blütenessenzen, nur halt lokal: Löwenzahnöl wird dort einmassiert, wo man verspannt ist, Weiße Schafgarbe dort, wo des Körpers Schwachstelle sich befindet, und Johanniskrautöl dient vor allem dem Hautschutz, darf aber nicht angewandt werden, bevor man in die Sonne geht, da es die Haut gleichsam für deren Strahlung öffnet und somit Sonnenbrände befördert. Johanniskrautöl wirkt sehr gut im Bereich des Sonnengeflechtes, man kann es bei Ängsten und Unterleibsbeschwerden auf Bauch und Rücken reiben oder leicht einmassieren. Dies beruhigt und entspannt.

Blütencremes

Für die Selbstbehandlung mit Blütenessenzen erscheint die Verwendung von Blütencremes geeigneter als die von Blütenölen, da sie als Wasser-Öl-Emulsion schneller in die Haut einziehen. Fertige Blütencremes sind bereits im Handel erhältlich, z.B. mit den Essenzen von Löwenzahn, Kleiner Braunelle und Weißer Schafgarbe, es ist aber auch möglich, sich nach den persönlichen Bedürfnissen eine eigene Creme herzustellen.

Geeignet dafür ist eine möglichst neutrale Cremegrundlage, mit der man bereits Erfahrungen gemacht hat und weiß, dass man sie gut verträgt. Voraussetzung ist aber eine pflanzliche Grundlage, denn mineralisches Öl in einer Creme zerstört die Blütenenergie und ist von daher nicht empfehlenswert. Es lohnt sich, die klein gedruckten Angaben über die Zusammensetzung auf der Verpackung zu studieren. Je weniger Einzelbestandteile sich insgesamt in einer Creme befinden, desto geringer ist generell auch das Allergierisiko. Am sichersten ist natürlich die eigene Herstellung der Cremegrundlage, allerdings auch am aufwendigsten. Sie hat den Vorteil, dass man genau weiß, was drin ist, und daher keine allergischen oder Unverträglichkeitsreaktionen zu befürchten braucht. Die einfachste Creme besteht aus nichts weiter als Wasser, Öl und einem Emulgator. Jeder weitere Bestandteil ist verzichtbar, kann aber bei guter Verträglichkeit die Qualität erhöhen, wie Bienenwachs als Festiger oder Kakaobutter für die Geschmeidigkeit.

Blütencremes sollten immer nur in der Menge hergestellt werden, die man in etwa für den gewünschten Zweck auch verbrauchen wird, dies erspart Konservierungsstoffe. Man besorgt sich dafür ein kleines Glasdöschen, wie es in Naturkosmetikläden für wenig Geld erhältlich ist. Hinein füllt man die gewählte Menge der Creme, z.B. 10g bzw. 10ml.

Es gilt hier die Regel, dass man pro Gramm bzw. Milliliter Creme 1 Tropfen Stock Essenz benötigt, also 10 Tropfen auf 10g Creme. Möchte man eine Blütenmischung zusammenstellen, verändert sich dies Verhältnis insgesamt nicht. Man würde dann z.B. je 5 Tropfen Löwenzahn und Rosmarin einrühren. Auch für Cremes gilt wie für Einnahmemischungen eine Obergrenze von maximal 6 verschiedenen Blütenessenzen pro Zubereitung.

Babycreme

Neugeborene und Kleinkinder benötigen in der Regel keine Blütenenergien. Es wäre sicher auch nicht angeraten, ihnen die alkoholisch haltbar gemachten Tröpfchen zu geben. Dennoch können auch Babys von ihnen profitieren, nämlich über ihre Mutter. Im Normalfalle reicht es, wenn die Mutter die Blüten einnimmt. Sie gibt deren Schwingung über die Muttermilch an ihr Kleines weiter. In einer harmonischen Mutter-Kind-Beziehung kann die Mutter ganz ihren Instinkten trauen, wenn es um die Beurteilung der Befindlichkeit ihres Nachwuchses geht. Wenn sie glaubt, ihr Kind brauche Apfelenergie, kann sie nichts falsch machen, wenn sie selbst Apfelblütenessenz einnimmt. Manchmal mag ihr spontan die richtige Blüte einfallen, wenn sie die Fotografien der Pflanzen betrachtet und dabei an ihr Kind denkt.

Aufgrund der Häufigkeit von Anpassungsproblemen der Neugeborenen an die neue Welt haben wir aber auch eine spezielle Rezeptur für Babys entwickelt, die entweder von deren Müttern als Essenz eingenommen oder aber den Kindern in einer Creme ein- oder mehrmals nach Bedarf sanft auf den Bauch gerieben werden kann. Es ist eine fertige Babycreme im Handel erhältlich (Adresse siehe Anhang), man kann sie auf die oben beschriebene Weise auch selbst herstellen.

Folgende Blütenessenzen gehören hinein:

Echtes Springkraut – Impatiens noli-tangere

Diese Blütenessenz stärkt das Urvertrauen, die Gewissheit, genau so, wie man ist, akzeptiert und geliebt zu werden, ohne Gegenleistungen erbringen zu müssen. Sie gibt Sicherheit und Geborgenheitsgefühl und damit Entspannung.

Kleine Braunelle – Prunella vulgaris

Diese Blüte regt die körpereigene Abwehr an, die ja zu Beginn des Lebens erst ganz neu ausgebildet werden muss. Sie stärkt die Bewusstheit für den eigenen Körper, lässt sich in ihm zu Hause fühlen und ihn lieben.

Stechpalme – Ilex aquifolium

Die Stechpalme besänftigt die Wut, aus dem Paradies vertrieben worden zu sein, die Wut, plötzlich Hunger haben und Eigenenergie für den Stoffwechsel aufbringen zu müssen, die Wut, getrennt von der Mutter zu sein. Insgesamt hat sie eine beruhigende und besänftigende Wirkung.

Weiße Schafgarbe – Achillea millefolium

Dies ist die Schutzkomponente der Blütenmischung. Die Weiße Schafgarbe schirmt gegen schädliche Einflüsse genau dort ab, wo das Immunsystem noch nicht stark genug zum Selbstschutz ist.

Diese Blütenmischung hat sich für die äußere Anwendung als günstig in Fällen von starkem Juckreiz, Schmerz und Verdauungsproblemen erwiesen. Sie wird so lange eingesetzt, bis die Problematik behoben ist. Im Zweifelsfalle sollte immer ein Arzt zur Beurteilung hinzugezogen werden. Blütenessenzen können und sollen keine ärztliche Untersuchung und Behandlung ersetzen oder gar verhindern.

Aufbewahrung von Blütenölen und -cremes

Blütenessenzen wie -öle und -cremes stellen wenig Ansprüche auf besondere Behandlung. Sie sollten nicht dem direkten Sonnenlicht ausgesetzt werden, weshalb sie meist ohnehin schon direkt in Braunglasfläschchen bzw. Porzellantiegeln abgefüllt werden. Sie sollten ebenfalls nicht stark erhitzt werden. Bis etwa 50 Grad Celsius bleibt die Energie sicher erhalten (also nicht beim Urlaub im Süden im Auto liegen lassen), Raumtemperatur ist sehr günstig, für Blütenöle ist Kellertemperatur noch besser.

Geschützt werden sollten Essenzen und Öle vor elektromagnetischen Feldern, d.h. sie sollten stets mit einem Mindestabstand von einem Meter Entfernung von Kühlschränken, Telefonen, Stereoanlagen, Computern etc. gelagert oder besonders geschützt werden, indem man den Aufbewahrungsort gegen die Strahlung abschirmt. Dies kann z.B. durch Schwarze Turmaline geschehen, die man rund um sein „Blütenkästchen" platziert.

In der Regel ist in jedem Haushalt irgendein angemessener Ort zur Aufbewahrung vorhanden.

Teil 4

Blütenbäder

Wasser ist (neben Öl) der eigentliche Energieträger der Schwingungsfrequenz der Blütenessenzen. Je intensiver der Kontakt des Körpers, nicht nur etwa der Mundschleimhaut, mit der Blütenenergie ist, desto deutlicher und angenehmer sind ihre Auswirkungen. Dieselbe Information, die von der Blüte übermittelt wird, kann bei einem Vollbad über den ganzen Körper aufgenommen werden, wirkt somit auch direkt in Bereichen, in denen unser Körper psychische Altlasten speichert. Die Kontaktintensität lässt die Blütenenergie leichter aufnehmen, die Wirkung wird schneller und deutlicher spürbar als bei der normalen oralen Einnahme. Und nicht zuletzt ist das Blütenbad eine besonders angenehme Anwendungsform der Essenzen.

Meersalzbad

In ein großes Glas (vielleicht Einmachglas) werden 500g Meersalz gegeben. Dazu kommen 10 Tropfen ätherisches Öl und 10 Tropfen Blütenessenz jeweils nach Wahl (ätherisches Öl kann bei Unverträglichkeit auch weggelassen werden). Dann wird das Glas verschlossen und gut durchgeschüttelt. Von der entstandenen Mischung benötigt man für ein Vollbad ca. 2 bis 3 Hände voll. Da Meersalz die Haut leicht austrocknet, ist es wichtig, sich nach dem Bad mit einem guten Körperöl (oder Körpermilch) einzureiben. Sehr empfehlenswert sind natürlich Öle mit Blütenessenzzusatz.

Honigbad

In ein Glas werden 50g Bienenhonig, ca. 10 Tropfen ätherisches Öl (nur bei guter Verträglichkeit) und 10 Tropfen Blütenessenz gegeben. Das Ganze im Wasserbad langsam erhitzen (nicht über 42 Grad), bis sich alles gelöst hat. Von dieser Mischung 2 Esslöffel ins warme Badewasser einrühren.

Sahnebad

In einen Shaker oder Schüttelbecher ca. 50ml Sahne geben, einen Esslöffel Johanniskrautöl, 5 Tropfen ätherisches Öl, 2 Tropfen Blütenessenz. Das Ganze gut durchschütteln, damit sich eine Emulsion bildet, dann hinein ins Badewasser und genießen.

Blütenrezepturen für Bäder

Nach den oben stehenden Grundrezepten können individuelle Bädermischungen zubereitet werden. Wieder gilt auch hier eine Höchstgrenze von 6 verschiedenen Blütenessenzen pro Anwendung, in diesem Falle pro Bad. Entsprechend müssen die Rezepturen modifiziert werden. Gilt z.B. beim Sahnebad eine Menge von 2 Tropfen Blütenessenz auf ein Bad, nimmt man bei einer Mischung natürlich 2 Tropfen pro ausgewählter Blüte, während die Gesamtzahl der Tropfen bei Meersalz- bzw. Honigbad entsprechend durch die Anzahl der zu verwendenden Blütenessenzen geteilt werden muss. Das bedeutete bei Auswahl zweier Blüten jeweils 5 Tropfen von jeder zu nehmen.

- Entspannungsbad: Löwenzahn, Drüsentragendes Springkraut, Birne.
- Energiebad: Löwenzahn, Rosmarin, Apfel, Quitte
- Rezept für Wassergeburten: Löwenzahn, Granatapfel, Echtes Springkraut, Strahlenlose Kamille

Selbstverständlich können diese Rezepte auch nach den individuellen Bedürfnissen variiert werden; sie mögen nur als Anregung gelten.

Teil 5

Blütenessenzen und ätherische Öle

Ätherische Öle werden häufig ebenfalls als „Essenzen" bezeichnet, z.B. als Duftessenzen. Im Gegensatz zu den Blütenessenzen aber kommt bei ihnen eine materielle Wirkung zum Tragen. Ätherische Öle kommen in Pfefferminzbonbons ebenso vor wie in atmungserleichternden Salben, die bei Erkältungen benutzt werden, aber auch als Aromen in Lebensmitteln und Duftstoffe in Parfums. Ätherisches Öl wird in mehr oder weniger komplizierten Prozessen den Pflanzen entzogen - oft, wie erwähnt, auch aus nichtmedizinischen Gründen. Seit einiger Zeit sind aber auch seine heilenden Eigenschaften mehr und mehr in den Vordergrund getreten, vor allem durch die von Jean Valnet begründete Aromatherapie, die ausschließlich mit ätherischen Ölen arbeitet, die oft innerlich eingenommen werden. Man kann die Aromatherapie als Zweig der Pflanzenheilkunde (Phytotherapie) bezeichnen, ihre Indikationen werden auf schulmedizinischem Wege festgestellt.

Daneben wurden immer häufiger stimmungsbeeinflussende Wirkungen beobachtet, wenn die Öle in einer Duftlampe verwendet wurden. Diese sind im Grunde nichts anderes als meist künstlerisch geformte Gefäße zur Aufnahme eines gewissen Kontingents Wasser, in das wenige Tropfen Öl gegeben werden. Unterhalb dieses Gefäßes wird ein Teelicht angezündet, sodass dessen Wärme das Wasser mit dem Öl allmählich verdunsten lässt und dadurch eine besondere Duftatmosphäre verbreitet.

Ihre Wirkung ist vergleichbar mit der von Blütenessenzen. Es lohnt sich, zusätzlich zum Öl oder auch ganz ohne diese, Blütenessenzen über eine Duftlampe in die Raumatmosphäre einschwingen zu lassen. Von jeder gewünschten Blütenessenz nimmt man, unabhängig von der Raumgröße, zwei Tropfen. Die benötigte Menge ätherischer Öle dagegen ist abhängig von der Größe des Raumes, den man mit ihrer Hilfe sowohl desinfizieren als auch mit einem großartigen Duft, gepaart mit der subtilen Wirkung der Blütenessenzen, anreichern kann. In einem kleinen Wohnraum können schon zwei Tropfen Aromaöl ausreichend sein, um einen angenehmen und deutlich wahrnehmbaren Duft zu verbreiten. Empfehlenswert ist, immer mit einer geringen Tropfenzahl zu beginnen, schon ein Tröpfchen zuviel kann die Wirkung der Öle ins Unangenehme, weil zu Aufdringliche umschlagen lassen. Sollte der Duft in einem großen Raum „untergehen", kann man bedenkenlos ein wenig Öl in das Duftlämpchen nachgeben.

Für Blütenessenzen gibt es generell keinerlei Gegenindikationen – das Schlechteste, was passieren kann, ist, dass sie wirkungslos bleiben. Für ätherische Öle dagegen gilt dies nicht! Jedes Öl sollte vor seiner eigentlichen Anwendung auf Verträglichkeit und mögliche allergieauslösende Wirkung getestet werden. Dazu reibt man ein winziges Tröpfchen in die Ellenbeuge. Sind nach 24 Stunden keine Reaktionen wie Rötung, Jucken oder Ähnliches aufgetreten, kann das Öl benutzt werden.

Kontraindiziert sind aufgrund der abortiven Wirkung

Basilikum, Beifuß, Eisenkraut, Ingwer, Kalmus, Kampfer, Muskat, Nelke, Petersilie, Pfeffer, Rainfarn, Sadebaum, Safran, Senf, Thuja, Wacholder, Wermut, Zimt.

Dies gilt auch für homöopathische Zubereitungen dieser Mittel. Zwar löst nicht jedes dieser homöopathischen Mittel Fehlgeburten aus, die Homöopathie sollte aber dennoch nicht von Laien zu Experimenten benutzt werden.

Empfehlenswerte ätherische Öle

- Anregend wirken: Eukalyptus, Rosmarin, Zitrone
- Beruhigend wirken: Anis, Baldrian, Bergamotte, Kamille, Kiefer, Lavendel, Majoran, Melisse, Salbei, Zeder
- Krampflösend wirken: Bohnenkraut, Kamille, Kiefer, Liebstöckel, Majoran, Neroli, Rosmarin, Salbei, Schafgarbe

Teil 6

Selbstbehandlung mit Blütenessenzen

Blütenessenzen sind Energieträger. Wenn man sie einnimmt und ihre Energie auf innere Resonanz stößt, beginnt man, sich ihrem energetischen Niveau anzupassen. Diese Wirkung könnte man mit der von Musik vergleichen, in deren Rhythmus man mitschwingen kann – oder auch nicht, wenn man nicht mag – und der von ihr ausgehenden Stimmung nachspüren. Man kann sich von Musik inspirieren lassen, sich in Schwung bringen oder entspannen lassen, sich auf Trauer oder Jubel einstellen, also körperliche wie emotionale Empfindungen hervorrufen oder stärken, genau wie einem dies mit der Hilfe von Blütenessenzen möglich ist.

Doch während es für Musik nur die Einlasspforte Ohr gibt, korrespondieren mit der Blütenenergie eine ganze Reihe, teilweise von Blüte zu Blüte verschiedene Körperzonen, die deren Aufnahme in den Körper erleichtern und beschleunigen.

In diesem Kapitel möchten wir verschiedene Selbstbehandlungstechniken mit Blütenessenzen vorstellen, die bei akuten Störungen angezeigt sein können. Generell gilt nämlich, dass die Wirkung der Blüten, an geeigneter Stelle äußerlich angewandt, schneller zum Tragen kommt, als wenn man sie tropfenweise einnimmt. Der Nachteil ist, dass diese Wirkung nicht so dauerhaft ist wie bei innerer Anwendung, sodass sie häufiger wiederholt werden muss.

Kurzgefasst können wir sagen: Wird eine Blütenessenz eingenommen, dauert es zwar etwas länger, bis eine Wirkung eintritt, sie ist dafür aber dauerhafter, während eine äußerliche Anwendung zwar schneller wirkt, dafür aber früher nachlässt. Daher empfiehlt sich die innere Einnahme immer, wenn es um grundsätzliche Schwächen einer Person geht, z.B. wenn jemand allgemein häufig ängstlich ist, lohnt sich die Bereitung eines Einnahmefläschchens; die äußere Anwendung dagegen ist bei kurzfristigen Störungen angesagt, z.B. wenn jemand aufgrund irgendeines beängstigenden Vorfalls besonders verspannt ist, ansonsten aber weniger Probleme mit Angst hat. Hier soll es nun um die Selbstbehandlung akuter Störungen gehen.

In allen Situationen, die plötzlich eintreten, einem wenig Zeit zum Nachdenken lassen, aber schnelles Handeln erforderlich machen, sei auf die Blütenhilfe verwiesen, eine bereits fertige Essenzenmischung, die über den ersten Schock eines Notfalles hinweghelfen soll, zwar keinen Notarzt ersetzen, aber die Zeit bis zu dessen Eintreffen überbrücken helfen kann.

Bleibt jedoch ein wenig Zeit zum Innehalten und Überdenken der Situation und des eigenen Zustandes, sind die verschiedenen, im kommenden Abschnitt beschriebenen Techniken angemessener, weil besser auf die persönlichen Bedürfnisse abzustimmen.

Kontraindikationen und Nebenwirkungen sind beim Einsatz von Blütenessenzen ausgeschlossen, im schlechtesten Falle wird einfach keine Wirkung auftreten, allerdings hüte man sich vor Selbstüberschätzung. Blütenessenzen sind keine Wundermittel und sollten niemanden davon abhalten, sich mit Fragen und Beschwerden an den Arzt, die Hebamme oder den Heilpraktiker des Vertrauens zu wenden.

Die unten angegebenen Massagepunkte werden immer leicht massiert, niemals hart oder an die Schmerzgrenze gehend, die Berührung muss angenehm bleiben. Man gibt zwei Tropfen der ausgewählten Blütenessenz auf diesen Punkt und massiert ihn für 3 - 5 Minuten, wo dies angegeben ist, möglichst beidseitig. Wer den Cognac auf der Haut nicht mag, kann ein Papiertaschentuch auf Tupfergröße zurechtschneiden, dies mit Wasser anfeuchten, dann zwei Tropfen Essenz draufgeben und dieses zum Massieren verwenden. Ebenso kann man auch ein wenig Blütencreme zubereiten, dazu füllt man wenig von einer Creme ab, die man ohnehin benutzt und gut verträgt, und gibt pro Gramm einen Tropfen Essenz hinzu. Die Creme muss sehr gut verrührt werden und kann dann aufgetragen werden. Möglich ist auch, ein paar Tropfen eines guten pflanzlichen Öls, z.B. Sonnenblumenöl, in der Handfläche mit zwei Tropfen Blütenessenz zu verreiben und diese Mischung dann zum Massieren benutzen.

Angst/Emotionaler Stress

Es gibt zwei besondere Bereiche im Gesicht, die bei der Selbstbehandlung von emotionalen Stress- und Angstzuständen eine besondere Rolle spielen.

Man kann sie durch direktes Beträufeln mit Blütenessenz aus der Stock Bottle behandeln, wer nicht gerne nach dem konservierenden Cognac riechen mag, rührt sich ein wenig Creme mit den ausgewählten Blüten an (siehe im Abschnitt über Blütencremes).

Die genannten Emotionalzonen befinden sich auf der Stirn. Ihre Reaktionsfähigkeit lässt sich leicht in einem kleinen Selbstversuch überprüfen. Legen Sie zu diesem Zweck die Fingerspitzen genau auf die Mitte Ihrer Augenbrauen, fahren Sie von dort ausgehend ganz leicht tastend die Stirn aufwärts in Richtung Haaransatz entlang. Oberhalb der Augenbrauen spüren Sie eine leichte Vertiefung des Knochens, ein wenig darüber stehen die sogenannten Stirnbeinhöcker als zwei runde Wölbungen leicht hervor. Ertasten Sie den unteren Rand dieser Stirnbeinhöcker, aber üben Sie keinerlei Druck dabei aus. Dort können Sie einen ganz feinen Kapillarpuls spüren, den Sie allerdings sofort abdrücken, wenn Sie mehr tun, als nur gerade die Fingerspitzen aufzulegen.

Wenn Sie den feinen Puls beidseitig ertastet haben, denken Sie an etwas Angenehmes, z.B. einen für Sie besonders harmonisch verlaufenden Sommerferientag. Spüren Sie, dass der Puls auf beiden Stirnseiten vollkommen synchron schlägt.

Denken Sie nun an etwas weniger Erfreuliches, irgendeine kleine Gemeinheit, die Ihnen widerfahren ist. Nun können Sie feststellen, dass der Puls beinahe unmittelbar asynchron wird, d.h. auf beiden Stirnseiten nicht mehr gleichzeitig zu spüren ist.

So wie dieser feine Kapillarpuls einerseits emotionalen Stress sofort spürbar nach außen anzeigt, so dient er aber auch umgekehrt zur Beeinflussung eben dieses Stresses. D.h. Sie können die Blütenessenzen genau an dieser Stelle einmassieren bzw. die Blütencreme hier auftragen. Eine weitere günstige Form der Selbstbehandlung besteht im Auflegen von Tüchern, welche man zuvor in einer Blütenlösung angefeuchtet hat (je 2 Tropfen der ausgewählten Blütenessenzen pro 1/2 Liter Wasser). Selbstverständlich geht dies nur, wenn Sie die Möglichkeit haben, sich hinzulegen. Wird das Tuch warm und/oder trocken, tauchen Sie es, so oft Sie wollen, in die bereitstehende Blütenlösung.

Die Emotionalzonen reagieren besonders gut auf beruhigende Blütenessenzen, wählen Sie aus: Birne, Drüsentragendes Springkraut, Echtes Springkraut, Kiefer, Löwenzahn, Stechpalme, Strahlenlose Kamille, Weiße Schafgarbe die Ihnen am angemessensten erscheinende/n Blüte/n aus.

Gleich unterhalb der Augen finden Sie die bei Angst mit einzubeziehenden Zonen. Ertasten Sie dazu einmal die knöchernen Ränder der Augenhöhle. Die beidseitig etwas hervorstehenden Knochen unter den Augen heißen Jochbeine. Genau diese werden bei akuten Angstzuständen mit Blütenessenzen oder -cremes behandelt.

Verwenden Sie die Sie ansprechenden Blüten, die bereits genannt wurden, und/oder den Doldigen Milchstern und das Johanniskraut.

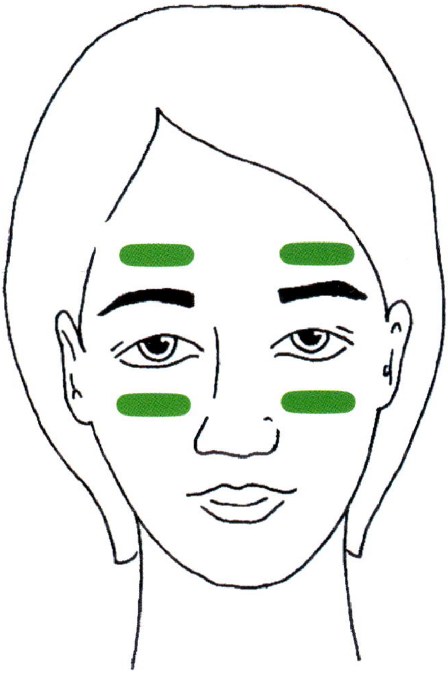

Abb. 3: Gesicht, Kennzeichnung der Stirnzonen und Jochbeine

Beckenendlage

Eine solche festzustellen und möglicherweise zu beeinflussen, gehört eindeutig in die Kompetenz der Hebamme bzw. des Arztes. Die Blütenessenzen können aber dennoch hilfreich sein, wenn es nämlich darum geht, dem ungeborenen Baby einen kleinen Tipp zu geben, wie es sich zu bewegen hat, um den dafür vorgesehenen Ausgang nehmen zu können und den chirurgischen vermeiden zu helfen.

Die kleinen inneren Kinder reagieren sehr positiv auf die Blütenessenz der Bougainvillea. Frauen, die diese Blüte während der Schwangerschaft eingenommen haben, berichteten von intensiven Träumen und „inneren Gesprächen" mit ihren Babys. Bougainvilleaessenz scheint die passende Energie zu besitzen, einen intensiven Kontakt zwischen Mutter und Ungeborenem herstellen zu können.

Frauen, die im fortgeschrittenen Stadium ihrer Schwangerschaft von der ungünstigen Lage ihres Kindes erfahren, neigen zuweilen dazu, sich die schlimmsten Folgen auszumalen, was wiederum Stress und Anspannung auslöst. Manchmal hat dies die paradoxe Folge, dass gerade durch die mütterliche Verspannung dem Kind die Wendung unmöglich gemacht wird. Die angemessene Blütenessenz ist in diesem Falle die Birne.

Birne und Bougainvillea sollten im Falle einer Beckenendlage gemeinsam in einer Einnahmemischung genommen werden.

Zusätzlich mag die Schwangere eine kleine Meditation machen, während derer sie sich vorstellt, wie das Kind sich dreht oder sie sich mit ihm unterhält. Vorteilhaft ist dabei natürlich, wenn sie bereits eine Entspannungstechnik wie das Autogene Training o.ä. beherrscht. Sie kann vor Beginn der Entspannung ihren Bauch mit wenigen Tropfen Bougainvilleaessenz einreiben und anschließend die Übung durchführen.

Kinder reagieren oft recht schnell mit Bewegung auf die Bougainvillea. Sie scheinen zu spüren, dass sie angesprochen werden. In der Folge kann sich ein regelrechtes Zwiegespräch entwickeln.

Brustentzündung

Um eine solche zu lindern, wird ein bestimmter Bereich auf beiden Schultern mit Blütenessenzen massiert. Ausgehend vom Mittelpunkt des Schlüsselbeines fährt man auf einer gedachten vertikalen Linie zum Rücken hin bis zur höchsten Stelle der Schulter, dort befindet sich ein Akupunkturpunkt, nämlich der Punkt 21 des Gallenblasenmeridians. Dieser ist am besten geeignet, die Blütenenergie unmittelbar der Stelle im Körper zuzuleiten, wo sie am dringendsten benötigt wird.

Beidseitig wird dieser Punkt für jeweils 3 - 5 Minuten mit einer ruhigen, kreisenden Bewegung leicht massiert. Dazu gibt man die Blütenessenz direkt aus der Stock Bottle auf die Stelle oder befeuchtet damit ein Stückchen Papiertaschentuch. Dies wiederholt man bei Bedarf stündlich, bei Besserung reduziert man auf dreimal täglich. Günstig ist die gleichzeitige Einnahme der ausgewählten Essenzen.

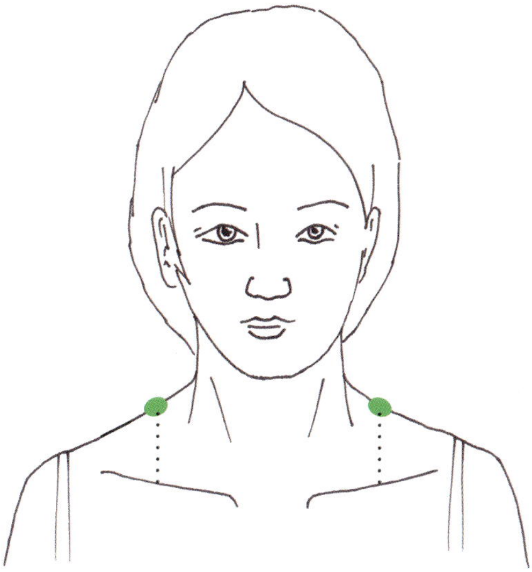

Abb. 4 : Schulter mit Gallenblase 21

Geeignet sind folgende Blütenessenzen: Birne, Stechpalme, Kiefer, Strahlenlose Kamille, Echtes Springkraut, Drüsentragendes Springkraut. Gewählt wird diejenige (oder auch mehrere), die dem emotionalen Zustand am ehesten entspricht.

Ermüdung

Kommt der Schwangeren jeder Monat wie ein ganzes Jahr vor und ist sie der ganzen Angelegenheit überdrüssig und nur noch müde, empfiehlt sich die Einnahme der entsprechenden Blütenessenzen über vier Wochen. Benötigt sie einen etwas schnelleren Energieschub, kann sie sich ein ausgedehntes Bad gönnen (Rezepturen siehe Abschnitt über Blütenbäder).

Besonders wirksam ist die Aktivierung des Bereichs der Thymusdrüse. Diese befindet sich direkt hinter dem Brustbein, diesem flachen, aufrechten Knochen, an dem die Rippen zusammenlaufen. Dieser Bereich kann bis zu 6 x täglich mit den ausgewählten Blütenessenzen betupft oder mit einer entsprechenden Creme eingerieben werden.

Hineingeben kann man: Apfel, Birne, Granatapfel, Kleine Braunelle, Quitte, Rosmarin und/oder andere den emotionalen Zustand treffende Blütenessenzen.

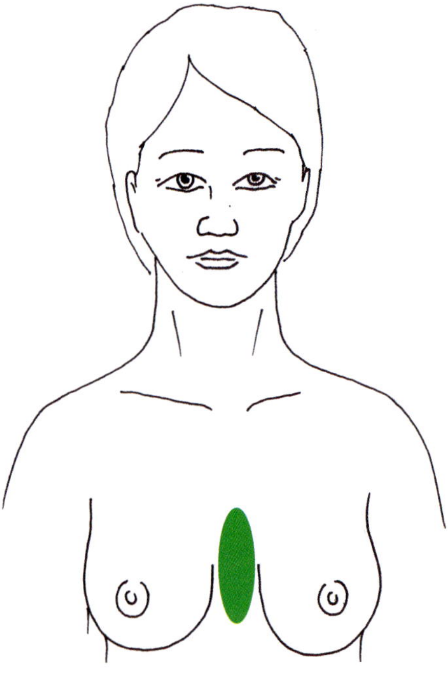

Abb. 5: Oberkörper, Thymusdrüse

Nachgeburtliche Niedergeschlagenheit

Weinen ohne erkennbaren Grund, Verzweiflung mitten im von allen erwarteten strahlenden Mutterglück, Niedergeschlagenheit statt Euphorie sind bisweilen die Folge auch der glücklichen Geburt eines Wunschkindes.

Das innere Gleichgewicht wiederherzustellen durch Zufuhr emotional ausgleichender Blütenenergie ist jedoch möglich. Man muss nur daran denken. Während depressiver Zustände „vergisst“ man nämlich leicht, dass einem ja kleine Helfer zur Verfügung stehen. Die Blüten, die hier helfen können, sind Borretsch, Apfel und Doldiger Milchstern, evtl. auch Quitte und Granatapfel.

Ein besonderer Akupunkturpunkt für Borretsch ist der Punkt 7 des Lungenmeridians, dieser findet sich in einer kleinen Vertiefung der Speiche, also des Knochens, der sich im Unterarm dem Daumen anschließt. Wenn man Daumen und Zeigefinger beider Hände sich kreuzen lässt, zeigt die Spitze des Zeigefingers genau auf diesen Punkt.

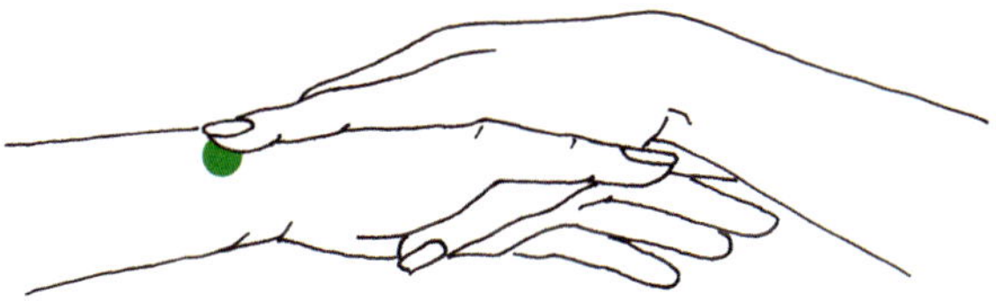

Abb. 6: Lunge 7, Hand-Arm-Profil

Apfelessenz eignet sich besonders für die Behandlung eines Punktes der Herzmeridians mit dem Name „Freude am Leben“, es ist Punkt 7. Dieser befindet sich in der Ellenbeuge und zwar auf der Beugefalte genau zwischen der Sehne des Bizepsmuskels und dem herausstehenden Ende der Elle.

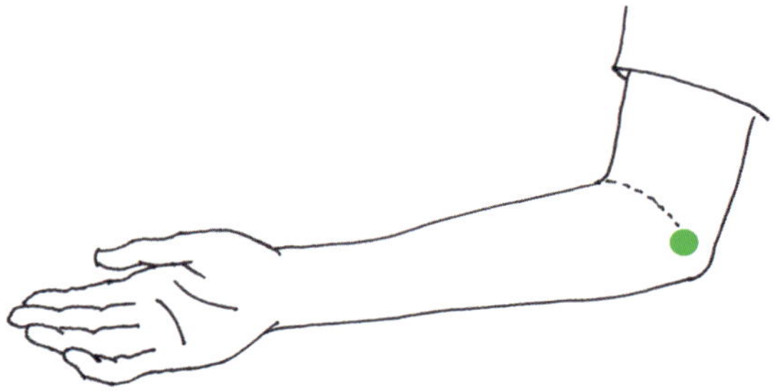

Abb. 7: Herz 7, Innenseite Arm

Ein wahrer Allzweckpunkt für die Beeinflussung von Verstimmung und Niedergeschlagenheit ist Punkt 3 des Herzmeridians, die „Straße zur Heiterkeit". Er befindet sich auf der Innenseite des Unterarmes gleich unterhalb der Handgelenksfalte auf der Sehne, die unterhalb des kugelrunden Erbsenbeines zu tasten ist, welches ein Handwurzelknochen ist, der unterhalb des kleinen Fingers liegt und dort hervorsteht.

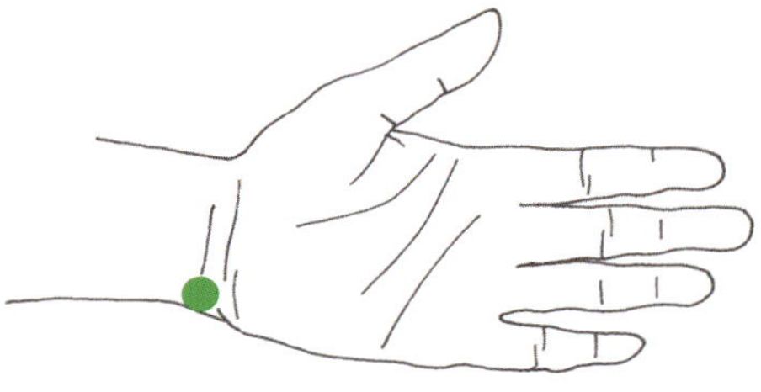

Abb. 8: Herz 3, Handfläche, Unterarm

Narbenbehandlung

Narben bestehen aus vom Körper selbst gebildetem Ersatzgewebe, das die zerstörte Unversehrtheit der Körperdecke wiederherstellen soll, jedoch nicht in der Lage ist, sämtliche Aufgaben des ursprünglichen Gewebes zu übernehmen. Vor allem zerstörte Nervenbahnen bleiben trotz Ersatzes der Haut durch eine Narbe für immer unterbrochen. Man spürt dies deutlich am eigenen Leibe, wenn man einmal vorhandene Narben mit den Fingerspitzen abtastet. Der Druck, den man auf die Narbe selbst ausübt, wird eher „nebenan" auf der gesunden Haut wahrgenommen. Narben selber, solange deren Gewebe nicht zu wuchern beginnt, sind an sich harmlos, sie können allerdings an ungünstiger Stelle den feinen Energiefluss der Akupunkturmeridiane beeinträchtigen bis unterbrechen, das bedeutet aber nicht, dass sie das zwangsläufig immer tun.

Leitet man die entsprechende Blütenenergie in das Narbengewebe durch einfache äußere Anwendung hinein, kann der unterbrochene Energiefluss wieder hergestellt werden.

Ein besonders typischer Fall in unserem Zusammenhang rund um die Geburt stellen Kaiser- und Dammschnitt bzw.- riss dar. In der Akupunktur wird zwischen Yin-, d.h. „weiblicher', und Yang-, d.h. „männlicher" Energie unterschieden. Beide Energieformen besitzen jeweils einen besonderen Speichermeridian, den man sich vielleicht wie eine Ersatzbatterie vorstellen kann. Benötigt man für die Abwehr beispielsweise einer Infektion besonders viel Energie, wird diese zuerst aus den Speichermeridianen abgezogen, bevor man tatsächlich erkrankt. Beide dieser Speichermeridiane für weibliche bzw. männliche Energie haben jedoch auch mit dem entsprechenden Selbstbewusstsein zu tun. Das Konzeptionsgefäß, der Yin-Meridian, verläuft von einem Punkt zwischen Vagina und Anus auf der vorderen Körpermittellinie aufsteigend bis zum Mund. Eine den Meridian verletzende Narbe kann möglicherweise seinen Energiefluss blockieren. Wird sie zudem durch einen Dammschnitt verursacht, wird unter Umständen der Einstrom der Yin-Energie in diesen Meridian hinein gar verhindert. Die Folge wäre ein steter Energiemangel, Krankheitsanfälligkeit und ein Mangel an weiblichem Selbstbewusstsein („Ich bin gar keine „richtige" Frau").

Weniger dramatisch können die Folgen der Vernarbung eines möglichen Kaiserschnittes ausfallen, da diese das Konzeptionsgefäß ein wenig weiter kopfwärts im Körper kreuzt, aber auch den Nierenmeridian mitbetreffen kann. Sollte durch die Verletzung tatsächlich eine andauernde Störung entstehen, kann diese durch Blütenessenzen beeinflusst werden, am besten sogleich nach deren Zustandekommen.

Dazu benötigt man Tücher, die man regelmäßig in einer Mischung aus ca. 200ml Wasser und je 2 Tropfen Doldiger Milchstern und Weidenröschen-Blütenessenz anfeuchtet. Durch deren Auflage kühlt man nicht nur die Wunde ein wenig, man verhindert auch die Entstehung eines narbenbedingten Störfeldes.

Existiert die Narbe schon eine Zeit lang, empfiehlt es sich, diese über einen Zeitraum von drei Wochen einmal täglich für drei bis fünf Minuten mit den beiden genannten Blütenessenzen sanft zu massieren. Dazu verwendet man keine Verdünnung, sondern die Essenz direkt aus der Stock Bottle. Sollte das unangenehm sein oder brennen, besteht im Einsatz der Essenz im Sitzbad eine geeignete Alternative.

Möglicherweise benötigt man noch weitere Blüten, diese werden nach der Blütencharakteristik ausgewählt, z.B. Strahlenlose Kamille bei Unsicherheit im Umgang mit dem eigenen Körper oder Apfel bei allgemeinem Energiemangel und dauernder Müdigkeit.

Schmerz

Entspannung und Beruhigung der Emotionen sorgen immer für Linderung von Schmerzen, während Verspannung und Angst diese verstärken. Bei akuten Schmerzzuständen kann selbstverständlich nicht eine ganze Einnahmephase der Blütenessenzen abgewartet werden. Eingesetzt werden Löwenzahn, Kiefer, Doldiger Milchstern, Weidenröschen, Quitte, Echtes Springkraut, Strahlenlose Kamille – zumindest diejenigen davon, deren Beschreibung die Gefühle der Schwangeren am eindeutigsten spiegeln.

Folgende Punkte werden mit den Essenzen massiert:

Dickdarm 4: in der Mitte des Mittelhandknochens des Zeigefingers auf der dem Daumen zugewandten Seite.

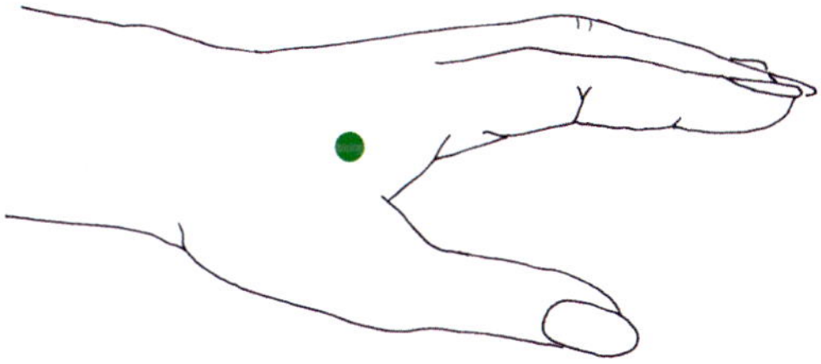

Illustration 9: Dickdarm 4, Handrücken

Magen 44: zwischen den Mittelfußknochen der zweiten und dritten Zehe (gezählt wird von der Großzehe ausgehend) in der Vertiefung direkt unterhalb der Zehengrundgelenke auf dem Fußrücken.

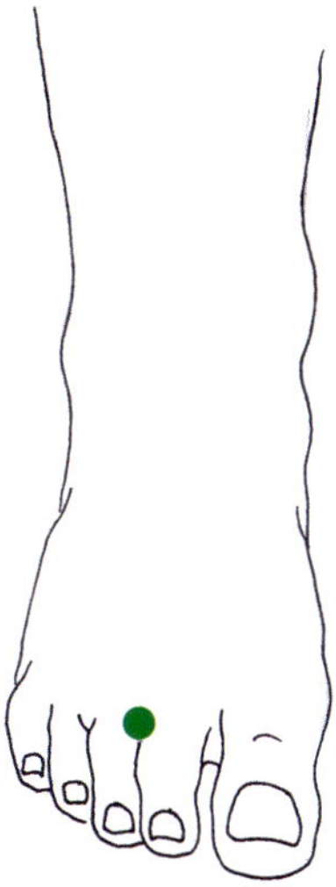

Illustration 10: Magen 44, Fußrücken

Lokaler Schmerz

Örtlich eingrenzbarer Schmerz kann mit Blütenessenzen behandelt werden, indem man die ausgewählte Blütenessenz kreisförmig um den Herd des Schmerzes herum aufträufelt. Dies sorgt dafür, dass sich angrenzendes Gewebe entspannen und die Schonhaltung aufgegeben werden kann, welche den Einstrom von Heilenergie und weißen Blutkörperchen einschränkt.

Folgende Blüten kommen in Frage: Löwenzahn, Kiefer, Weidenröschen, Doldiger Milchstern, Rosmarin, Quitte.

Kopfschmerzen

Neben der Behandlung des schon erwähnten Punktes Dickdarm 4 sowie der Emotionalzonen der Stirn eignen sich zwei weitere Punkte zum Einmassieren der Blütenessenzen, die jeweils genau in der Mitte der Augenbrauen liegen.

Bei Spannungskopfschmerz empfiehlt sich die Herstellung einer Creme mit Löwenzahn und Kiefer. Diese wird im gesamten Halsbereich und Nacken aufgetragen. Löst sich die Anspannung in diesem Bereich, können Kopf und Gehirn wieder ausreichend mit Sauerstoff versorgt werden, was die Schmerzen lindert.

Rückenschmerzen

Eine besondere Reflexzone der Wirbelsäule befindet sich in beiden Händen, eignet sich von daher gut zur Selbstbehandlung, da sie keine Verrenkungen erforderlich macht.

Man findet diese Zone, wenn man die entspannte Handfläche betrachtet und dann das Außenprofil des Daumens verfolgt, welches an der Handwurzel unmittelbar in die Handgelenksfalte übergeht. Der gesamte Bereich dieser Linie, also von der seitlichen Daumenspitze zur Handwurzel hinunter und entlang der Beugefalte des Handgelenkes bis zu dem kleinen kugelig hervorstehenden Knochen namens Erbsenbein besitzt eine besondere Beziehung zum Rücken, speziell dem Rückgrat.

Die passende Rückenblüte ist die Sonnenblume. Ihre Energie entspricht der männlichen bzw. Yang-Energie des Gouverneursmeridians der Akupunktur. Dieser verläuft vom Steißbein genau über der Wirbelsäule den Rücken hinauf. Er wird in der angegebenen Zone beider Hände gespiegelt. Daher ist diese Zone besonders geeignet zur Aufnahme von Sonnenblumenenergie bei Haltungsschwächen und Rückenschmerzen.

Bei verspanntem Rücken kann auch Löwenzahnessenz verwendet werden, ansonsten kommen auch Rosmarin oder andere kräftigende Blüten in Frage.

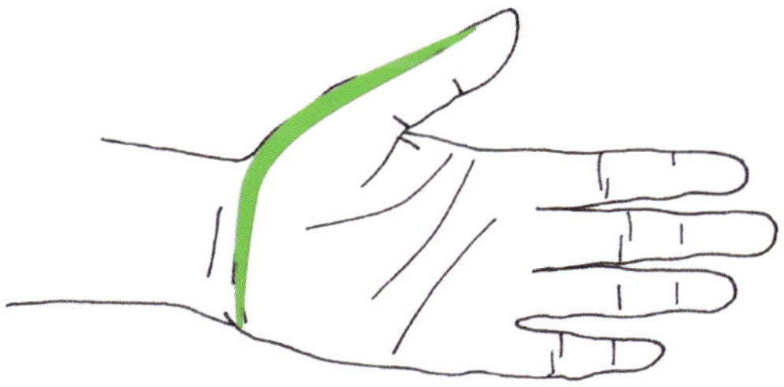

Illustration 11: Handfläche, Unterarm, Rückenreflexzone

Stillen

Stillprobleme lassen sich recht unmittelbar durch Blütenessenzen positiv beeinflussen, sofern man die geeigneten Akupunkturpunkte gewissermaßen als Eingangspforten für die Blütenenergie verwendet.

Allgemeiner Energiemangel/Milcherbrechen des Säuglings

Bei beiden Problemen verwendet man denselben Akupunkturpunkt, nämlich Punkt 17 des Konzeptionsgefäßes. Dieser befindet sich mitten auf dem Brustbein, diesem flachen, aufrechten Knochen, an dem die Rippen auf der Brust zusammenlaufen, dort in Höhe der Brustwarzen, anatomisch ausgedrückt in Höhe des vierten Zwischenrippenraumes (gezählt wird von oben), den man als Anhaltspunkt ertasten kann. Wenn man den gesamten bereits erwähnten Thymusbereich mit einer Essenzencreme einreibt, kann man dadurch nichts falsch machen, stimuliert dagegen noch zusätzlich die körpereigene Abwehr.

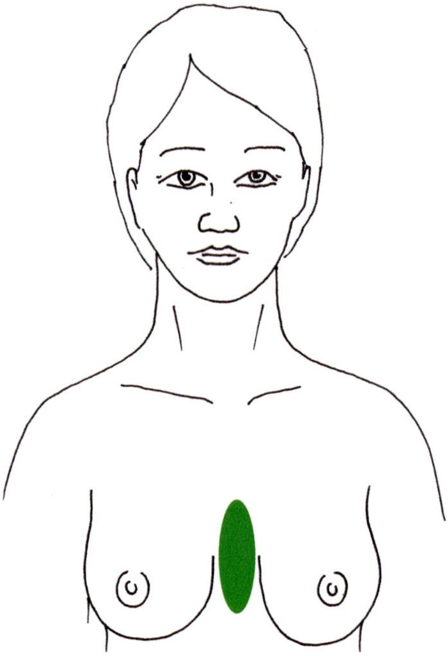

Abb. 12: Oberkörper, Brust

Bei Energiemangel nimmt man Apfelblütenessenz, evtl. auch Birne, bei Milcherbrechen Strahlenlose Kamille und/oder ebenfalls Birne.

Entkräftung, Gleichgültigkeit

Wenn die Frau das Stillen empfindet wie ein Ausgesaugtwerden, das ihr die letzte Kraft raubt, gibt man Blütenessenzen über den Punkt 7 des Lungenmeridians. Dieser befindet sich 2 Querfinger vor der Handgelenksfalte (also zum Körper hin) in einer Vertiefung der Speiche, des langen Röhrenknochens des Unterarmes auf der Daumenseite. Man findet diesen Punkt recht einfach, wenn man Daumen und Zeigefinger beider Hände sich kreuzen lässt – die Zeigefingerspitze liegt dann genau über der genannten Vertiefung.

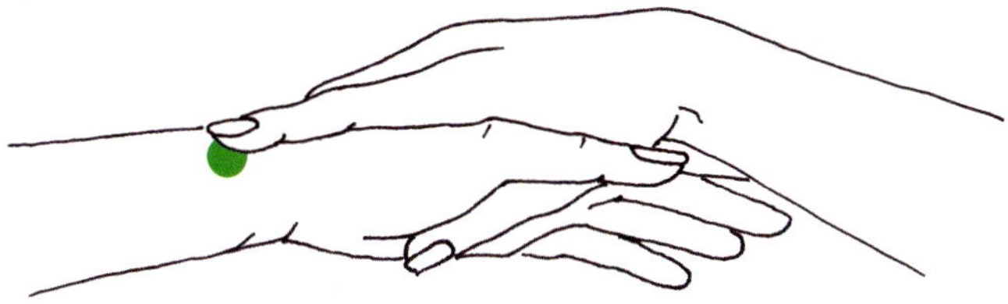

Abb. 13: Hand-Unterarmprofil

Verwendet werden Birne, Quitte, Weiße Schafgarbe, Strahlenlose Kamille, Bougainvillea, Apfel – je nach Emotionszustand der stillenden Frau.

Versiegen der Milch

Wenn die Milch wegbleibt – zumindest wenn dies aufgrund eines Gefühlszustandes geschieht – wird die Blütenessenz in den Punkt 1 des Dünndarmmeridians einmassiert. Dieser befindet sich im äußeren, also zur Körperaußenseite weisenden Nagelwinkel des kleinen Fingers.

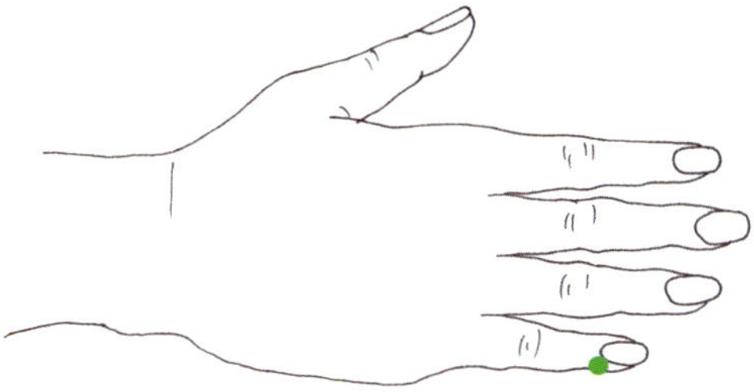

Abb. 14: Handrücken, Dünndarm 1

Folgende Blüten kommen in Frage: Birne, Kiefer, Rosmarin, Doldiger Milchstern, Quitte

Teil 7

Repertorium der Blütenessenzen

Der Begriff Repertorium wurde aus der Homöopathie übernommen, gemeint ist damit ein Verzeichnis der Symptome, hier der besonderen Stimmungen und möglichen emotionalen Störungen während Schwangerschaft, Geburt und Wochenbett, die sich durch Blütenessenzen beeinflussen lassen, sowie einige der durch sie möglicherweise hervorgerufenen körperlichen Erscheinungen.

Das Repertorium gibt Hinweise auf bestimmte Blütenessenzen und erleichtert deren Auswahl. Benützt man das Repertorium als Hilfsmittel der Blütendiagnose, sollte dringend beachtet werden, dass jeweils nur die *aktuelle* Gefühlslage für die Auswahl relevant ist. Die Frage ist: Wie geht es der Schwangeren jetzt im Augenblick? Wenn die Betreffende beispielsweise gelegentlich von Ängsten geplagt wird, im Moment sich jedoch eher unsicher fühlt, ist die Unsicherheit das Kriterium der Blütenwahl. Das Blütenmittel, das Mut macht, wird nur dann gegeben, wenn jemand tatsächlich augenblicklich verängstigt ist. Es empfiehlt sich, generell nach dem „Leitsymptom" zu fragen, nach dem, was im Erleben der Frau gefühlsmäßig im Mittelpunkt steht, und erst anschließend nach begleitenden Erscheinungen. Es mag sein, dass manche davon von der Leitblüte ebenfalls abgedeckt werden, in jedem Fall sollte das Porträt der Blüte nochmals durchgelesen werden, um zu überprüfen, ob diese tatsächlich die geeignete für die Klientin ist.

Generell gilt bei der Blütenwahl, dass weniger hier mehr ist. Kann man sich nicht zwischen allzu vielen entscheiden, muss der Versuch gemacht werden, eindeutige Prioritäten zu setzen, also nach der Leitblüte zu suchen. Es sollten niemals mehr als sechs verschiedene Blütenessenzen in eine Mischung gegeben werden, da ein Zuviel an Blüten eher gegenteilige Wirkungen nach sich zieht.

Zuguterletzt soll hier auch noch betont werden, dass die Intuition bei der Blütenauswahl eine wichtige Rolle spielen kann und soll. Wenn man intuitiv an eine bestimmte Blüte für die Klientin denkt (was meist erst geschieht, wenn man mit ihnen einigermaßen vertraut ist), deren Auswahl aber nur schlecht begründen kann, bleibt immer noch die Möglichkeit zu fragen: „Ich glaube, dies würde dir auch noch guttun, bist du damit einverstanden?" Die Erlaubnis oder Ablehnung sollte dann entscheiden, ob wir die empfohlene Blüte beimischen oder nicht.

Abwehrkräfte siehe Immunsystem

Aggressivität

- bei Aggressivität gegenüber Langsamkeit - Drüsentragendes Springkraut
- hilft Frauen, eigene Bedürfnisse offensiver durchzusetzen - Granatapfel
- wenn man während der Geburt wütend und/oder aggressiv wird - Kirsche
- hilft, Aggressivität als Bestandteil der eigenen Persönlichkeit zu begreifen - Quitte
- bei Aggressivität, Wut, negativer Stimmung, bis hin zu Gewaltneigung - Stechpalme

Albträume

- bei Kindern wie bei Erwachsenen - Johanniskraut

Angst

- durchzudrehen - Birne
- bei gesteigerter Angst, Panik als Akutmittel - Blütenhilfe
- bei akuter Angst, Angst vor der Geburt - Doldiger Milchstern
- vor Zukunft und Verantwortung - Echtes Springkraut
- vor Dunkelheit - Johanniskraut
- Angst vor Unbekanntem - Johanniskraut
- vor Entscheidung - Quitte
- vor Konflikten, Fluchttendenz - Rosmarin
- jemandem etwas anzutun - Stechpalme

Annehmen

- das Kind - Bougainvillea
- sich selbst annehmen können - Kleine Braunelle

- Liebe annehmen können - Echtes Springkraut
- die weiblichen Persönlichkeitsanteile - Granatapfel
- scheinbar Gegensätzliches - Quitte

Atmung

- um richtig durchatmen zu können - Apfel
- bei Atembeschwerden, Einschnürungsgefühl am Hals - Borretsch
- wenn alte Traumata einem den Atem rauben - Doldiger Milchstern
- unterstützt das Neugeborene, um das Leben anzunehmen, zu atmen - Rosmarin

Beckenendlage

- als Hilfe für das Baby, um sich aus der Steißlage zu drehen - Bougainvillea
- für die Mutter, um Kontakt zum Kind zu bekommen und somit das Kind zur Drehung zu motivieren - Bougainvillea
- zur Entspannung der Mutter, zum Loslassen, dem Kind Raum geben - Löwenzahn

Bedürfnisse

- eigene erkennen und verwirklichen - Apfel
- ausdrücken - Kirsche
- durchsetzen - Sonnenblume

Beweglichkeit siehe Körper

Bonding

- zwischen Mutter und Kind - Birne
- schon während der Schwangerschaft fördern - Bougainvillea
- zwischen Vater und Kind - Sonnenblume
- hilft dem Baby beim Bonding - Echtes Springkraut
- zwischen Geschwistern und dem neuen Baby - Stechpalme

Depression

- durch Schwerfälligkeit - Apfel
- durch Anpassungsschwierigkeiten - Birne
- im Wochenbett und allgemein - Borretsch, Kirsche
- nach Trauma - Doldiger Milchstern

- durch Schuldgefühle z.B. bei unerwünschter Schwangerschaft - Kiefer
- nach der Geburt, weil Perfektionismus einem zusetzt - Kiefer
- durch innere Zwickmühle - Quitte
- durch physische oder psychische Verletzung der Weiblichkeit - Schmalblättriges Weidenröschen

Durchhaltevermögen

- wenn einem alles zu viel ist - Kirsche
- bei der Genesung, bei der Rückbildung, in anstrengenden Phasen - Kleine Braunelle
- durch Akzeptieren der Freiwilligkeit des Lebens und des Hier-Zuhause-Seins - Rosmarin

Egozentriertheit

- wenn man schlecht mit anderen zusammenwirken kann, weil diese langsamer sind - Drüsentragendes Springkraut
- wenn man neidisch vergleicht - Stechpalme

Eifersucht

- bei Geschwistern, um den anderen ihren Raum zuzugestehen - Stechpalme
- bei jeglicher Form von Eifersucht, Neid oder Missgunst unter Erwachsenen - Stechpalme

Energie

- verwandelt Müdigkeit in Lebensfreude - Apfel
- sorgt durch Freude und Interesse an Dingen für Motivation und damit Energie - Kirsche
- bringt Energie, die zur Heilung notwendig ist - Kleine Braunelle
- bei Blockaden durch Traumata - Doldiger Milchstern
- setzt die in Selbstzweifeln gebundene Energie frei - Echtes Springkraut
- setzt die in Schuldgefühlen gebundene Energie frei - Kiefer
- lässt blockierte Energie wieder fließen - Löwenzahn

Entspannung

- bei drohendem Kontrollverlust - Birne
- Gelassenheit durch inneren Abstand zu früheren Traumata - Doldiger Milchstern

- bei innerem Gehetztsein, Stress, Ungeduld – Drüsentragendes Springkraut
- bei Kontrollzwang, nicht loslassen können – Drüsentragendes Springkraut
- während der Geburt durch Vertrauen in die natürlichen Abläufe, auch in die eigenen weiblichen Kräfte – Granatapfel
- lässt die Dinge leichter nehmen – Kirsche
- zulassen können, nicht immer stark sein müssen – Quitte
- bei jeder Form von innerer Anspannung – Löwenzahn

Entscheidungsfähigkeit

- bei durch Trägheit bedingte Unfähigkeit, sich zu entscheiden, hilft Bedürfnisse zu erkennen und zu verwirklichen – Apfel
- fördert das (Ur)Vertrauen, damit auch Vertrauen in die eigene Entscheidung – Echtes Springkraut
- fördern durch Vertrauen in die weiblichen Anteile – Granatapfel
- wenn Ängste eine Entscheidung verhindern – Johanniskraut
- bei Polaritäten, vom Entweder-Oder zum Sowohl-als-auch kommen können – Quitte
- durch Vertrauen in einen Neubeginn – Schmalblättriges Weidenröschen
- fördern durch Vertrauen in männliche Anteile – Sonnenblume

Erdung, guter Boden- bzw. Realitätskontakt

- um mit beiden Beinen auf dem Boden zu stehen, sich zu verwurzeln – Löwenzahn
- sich zu Hause fühlen auf der Erde, bei Heimatlosigkeit oder Entfremdung – Rosmarin
- unterstützt das Kind, anzukommen, bringt die Seele auf die Erde – Rosmarin

Fehlgeburt

- bei drohender Fehlgeburt – Drüsentragendes Springkraut
- bei vorzeitigen Wehen – Drüsentragendes Springkraut
- Frühgeburtsneigung bei unsicherer Beziehung und/ oder sozialer Situation – Quitte

Geburt

- währenddessen, wenn das Gefuhl des Durchdrehens entsteht – Birne
- für die Übergangsphase – Birne

- Lösen des eigenen Geburtstraumas, auch vorangegangener Geburten – Doldiger Milchstern
- wenn die Geburt zu schnell für die Frau oder das Kind vorangeht – Drüsentragendes Springkraut
- wirkt harmonisierend in jeder Phase der Geburt – Granatapfel
- in der letzten Phase zum Loslassen – Löwenzahn
- gibt Ausdauer bei langwierigen Geburten – Rosmarin
- wenn Wehen und Schmerz einen aggressiv machen – Kirsche

Geborgenheit

- für das innere Kind – Bougainvillea
- in sich selbst finden durch innere Sicherheit – Johanniskraut
- finden durch Versöhnung und Nachsicht sich selbst gegenüber – Kiefer

Geduld

- mit Menschen, die ein anderes Tempo haben, als man selbst – Drüsentragendes Springkraut
- gegenüber den eigenen Schwächen – Kiefer, Kleine Braunelle

Hassgefühle siehe Aggressivität

Heilung

- in ausweglosen Situationen, Balsam für das Herz – Borretsch
- durch neuen Lebensmut und Lebensfreude – Kirsche
- traumatischer Erfahrungen – Doldiger Milchstern
- durch Erkennen des eigenen Wertes – Echtes Springkraut
- durch Loslassenkönnen – Löwenzahn
- der verletzten Weiblichkeit – Schmalblättriges Weidenröschen
- von aggressiven Impulsen – Stechpalme

Hoffnung

- in ausweglosen Situationen, bringt Erleichterung – Borretsch
- bei Verlusten – Borretsch
- durch Anregung der Selbstheilungskräfte – Kleine Braunelle

Hormonelle Umstellung

- hilft zu Anfang der Schwangerschaft und auch nach der Geburt – Apfel

- lindert Schwangerschaftserbrechen – Birne
- fördert die Selbstannahme und -heilung – Kleine Braunelle
- fördert Geduld imUmstellungsprozess – Drüsentragendes Springkraut
- Unterstützung und Harmonisierung in jeder Phase – Granatapfel
- gibt Halt, bringt Sicherheit zurück – Strahlenlose Kamille

Identität

- unterstützt Frauen wie Männer, ihre weiblichen Anteile zu akzeptieren – Granatapfel
- bei Konflikten zwischen Kind und Beruf – Quitte
- unterstützt Männer wie Frauen, ihre männliche Seite anzunehmen – Sonnenblume

Immunsystem

- schafft Motivation zur Genesung – Apfel
- hilft bei der Produktion von Abwehrstoffen in der Muttermilch – Bougainvillea
- hilft dem Neugeborenen beim Aufbau des eigenen Immunsystems – Bougainvillea
- stimuliert die Körperabwehr durch Selbstannahme – Kleine Braunelle
- bei Infektanfälligkeit des Kindes – Kleine Braunelle

Inneres Gleichgewicht

- bringt inneren Frieden bei Sorgen – Birne
- durch Linderung eines Traumas – Doldiger Milchstern
- durch Ruhe und Geduld – Drüsentragendes Springkraut
- durch Annahme der eigenen Weiblichkeit – Granatapfel
- gibt innere Sicherheit – Johanniskraut
- fördert Selbstannahme und -heilung – Kiefer
- durch Loslassen von Spannung, durch Erdung – Löwenzahn
- löst Polaritäten auf – Quitte
- unterstützt die Annahme männlicher Energie – Sonnenblume
- fördert Sanftmut und Frieden – Stechpalme

Isolation

- durch Trägheit – Apfel
- bei dem Gefühl, alles allein machen zu müssen – Kleine Braunelle

- wenn man sich selbst isoliert hat durch eine ungeduldige Haltung – Drüsentragendes Springkraut
- durch Depression – Borretsch
- hilft Nähe zuzulassen – Echtes Springkraut
- Isolation durchbrechen – Schmalblättriges Weidenröschen
- Kontaktfreude – Kirsche
- durch aggressive Haltung – Stechpalme

Inneres Kind

- Kontakt zum eigenen inneren Kind aufnehmen, sich aussöhnen – Bougainvillea
- lernen, wieder wie ein Kind fühlen, denken, handeln zu können – Bougainvillea
- die Ausgelassenheit und den Enthusiasmus eines Kindes entwickeln – Kirsche

Kind

- unterstützt den Kontakt zum Kind in der Schwangerschaft – Bougainvillea
- hilft der schwangeren Frau, die Botschaften des Kindes wahrzunehmen und zu verstehen – Bougainvillea
- hilft zu Beginn der Schwangerschaft, das Kind anzunehmen – Kleine Braunelle
- hilft dem Kind, sich selbst zu finden – Kleine Braunelle
- für das Kind nach traumatischer Geburt – Doldiger Milchstern
- zur Beruhigung des Kindes bei zu früher Geburt – Drüsentragendes Springkraut
- lässt das Neugeborene annehmen – Echtes Springkraut
- hilft dem Kind bei der Kontaktaufnahme – Kirsche
- wenn aufgrund eines möglichen Widerstandes der Frau das Kind nicht kommen will, bei Geburtsverzögerung – Rosmarin
- bei kindlichen Atem- und Kreislaufproblemen nach der Geburt – Rosmarin
- unterstützt Kinder, die Möglichkeiten ihres Körpers anzunehmen, gibt innere Sicherheit und festen Stand, fördert die Orientierung im Raum – Strahlenlose Kamille
- besänftigt und tröstet verängstigte Kinderseelen – Strahlenlose Kamille

Kindheit

- zur Heilung eigener traumatischer Kindheit - Doldiger Milchstern

Körper

- Veränderungen des Körpers annehmen - Apfel
- sich im eigenen Körper wohlfühlen können, Bewegung und Kontakt genießen - Apfel, Kirsche
- bei dem Gefühl von Unbeholfenheit im eigenen Körper - Bougainvillea
- bei dem Gefühl, unattraktiv zu sein - Bougainvillea
- bei Ablehnung des eigenen Körpers - Kleine Braunelle
- erhöht die Selbstreinigungskraft des Körpers - Kleine Braunelle
- beim Gefühl, vom Körper beherrscht, Sklave der eigenen Physiologie zu sein - Granatapfel
- löst körperliche Verspannungen - Löwenzahn
- wenn die Schwangere sich in ihrer Aktivität eingeschränkt fühlt, schwerfällig und unbeholfen ist - Rosmarin
- bei körperlicher Erschöpfung, dem Gefühl, nicht mehr weiter zu können - Rosmarin
- den eigenen Körper kennenlernen - Strahlenlose Kamille

Kontakt zum Kind siehe Kind

Kontraktionen

- wenn Kontraktionen durch Stress negativ beeinflusst werden - Birne
- wenn sie zu schnell folgen - Drüsentragendes Springkraut
- bei zu schwachen Kontraktionen, sich lange hinziehenden Geburten - Granatapfel
- bei spastischen Wehen - Granatapfel, Quitte
- zum Loslassen bei Schmerzen - Löwenzahn

Kontrollzwang

- wenn jemand alles im Griff haben will - Drüsentragendes Springkraut
- bei Perfektionismus, Unzufriedenheit mit sich selbst - Kiefer
- zum Entspannen, Loslassen - Löwenzahn
- über sich selber lachen können - Kirsche
- die eigenen starken und schwachen Seiten würdigen - Quitte
- bei Neid und Eifersucht - Stechpalme

Krise

- Beruhigung bei Geburtskrisen - Birne
- bei aufkommender Panik bei der Geburt - Granatapfel
- bei aufkommender Aggression bei der Geburt - Kirsche
- bei Schock durch ungünstige Diagnose - Doldiger Milchstern
- sich Hilfe holen können in Krisen - Quitte

Kummer

- bringt Ruhe bei Aufgewühltsein, mütterliche, tröstende Essenz - Birne
- bringt Hoffnung in scheinbar ausweglosen Situationen - Borretsch
- hilft, sich weniger ernst zu nehmen mit seinen Sorgen, bringt Leichtigkeit - Bougainvillea
- bringt die Lebensfreude zurück - Kirsche
- bei unerklärlichem Kummer - Johanniskraut
- durch Schuldgefühle - Kiefer

Leichtigkeit

- bei Trägheit, steigert körperliche und mentale Energie - Apfel
- ermöglicht es, sich wieder wie ein Kind fühlen zu können - Bougainvillea
- spielen, tanzen, toben können - Kirsche

Liebe

- Liebe geben können - Apfel
- sich selbst lieben können - Kleine Braunelle
- die Liebe annehmen und in vollen Zügen genießen können - Kirsche
- Liebe annehmen können - Echtes Springkraut

Loslassen

- von traumatischen Erfahrungen - Doldiger Milchstern
- von Schuldgefühlen - Kiefer
- von Muskelverspannungen - Löwenzahn
- von übergroßer Ernsthaftigkeit - Kirsche

Männlichkeit

- fördert Selbstannahme und Selbstheilung - Kleine Braunelle
- Ausgleich von Yin und Yang - Quitte
- männliche Energie entwickeln und ausleben - Sonnenblume

Massage

- belebend – Apfel
- schmerzender Körperpartien – Kleine Braunelle
- von unterem Rücken und Unterleib bei Schmerzen – Granatapfel
- hilft, in Muskulatur festgehaltene Traumata zu lösen – Doldiger Milchstern
- bei allgemeiner Anspannung – Löwenzahn
- löst Verspannungen in Nacken und Kopf, wenn man immer mit dem Kopf durch die Wand will – Drüsentragendes Springkraut

Motivation

- bei Lustlosigkeit, Desinteresse, bei Langeweile, ohne Motivation, überhaupt etwas zu tun – Apfel, Kirsche
- gesund zu werden – Kleine Braunelle
- weiter zu leben – Doldiger Milchstern
- durch Neugierde auf den neuen Menschen – Echtes Springkraut
- überhaupt etwas zu unternehmen, da man sich in einer Zwickmühle wähnt – Quitte
- zu Auseinandersetzung und zu Nähe – Rosmarin

Müdigkeit, Erschöpfung

- vermittelt Leichtigkeit, Lebendigkeit und Ganzheit – Apfel
- wenn Anspannung der Grund ist – Löwenzahn
- gibt Energie, sich durchzusetzen – Sonnenblume
- um sich vor Stress schützen zu können – Weiße Schafgarbe

Mut

- Mut zum Leben – Borretsch
- weibliche Anteile zuzulassen – Granatapfel
- männliche Anteile zuzulassen – Sonnenblume
- sich schwierigen Situationen zu stellen – Rosmarin

Mutter

- bei Mutter-Tochter-Konflikt – Birne
- bei Mutter-Sohn-Konflikt – Rosmarin
- Schuldgefühle gegenüber der Mutter – Kiefer

- um die guten Ratschläge der Mutter, auch Einmischung besser von sich fernhalten zu können – Weiße Schafgarbe

Mutterschaft

- hilft, die Mutterrolle zu akzeptieren – Birne
- unterstützt die Identitätsfindung schwangerer berufstätiger Frauen – Quitte

Optimismus

- hilft ganz zu werden, vermittelt Freude am Leben – Apfel
- bringt inneren Frieden bei Sorgen – Birne
- bringt Hoffnung in aussichtslosen Situationen – Borretsch
- fördert Heiterkeit – Bougainvillea
- durch innere Sicherheit – Johanniskraut
- durch Leichtigkeit und Unbeschwertheit – Kirsche

Pessimismus siehe (Ur)vertrauen

Polarität

- bei allen Konflikten zwischen zwei Polen – Quitte

Rache siehe Aggressivität

Rückbildung

- um körperlich wieder schneller ins Lot zu kommen – Apfel
- zur Stärkung und Steigerung der Körperabwehr – Kleine Braunelle
- allgemeine Unterstützung, das Weibliche anzunehmen – Granatapfel
- für die Perfekten, die gleich wieder in die engen Jeans passen, alles geregelt kriegen wollen und sich Druck machen – Kiefer

Sanftmut

- macht geduldiger gegenüber anderem Tempo – Drüsentragendes Springkraut
- fördert Nachsicht mit sich selbst, macht weicher – Kiefer
- über sich selbst lachen können – Kirsche
- zur Transformation aller negativ aufgeladenen Gefühle – Stechpalme

Selbsterkenntnis

- was fehlt mir, um ganz zu werden? - Apfel
- was muss ich ändern, um zu gesunden? - Kleine Braunelle
- bin ich wirklich gar nichts wert? - Echtes Springkraut

Selbstheilung

- fördert die Selbstheilungskräfte - Kleine Braunelle

Sexualität

- schafft Lust an körperlicher Erfahrung, gegen Erschöpfung - Apfel
- hilft zu entspannen und genießen - Kirsche
- wenn Sorgen das Interesse an Sexualität nehmen - Birne
- wenn sich die Frau hilflos in ihrem veränderten Körper fühlt - Bougainvillea
- Heilung von Traumata, die die Sexualität blockieren - Doldiger Milchstern
- wenn Mann oder Frau sich durch Ungeduld blockiert - Drüsentragendes Springkraut
- um überhaupt Nähe zulassen zu können - Echtes Springkraut
- bei Ablehnung von Sexualität zu sich selber finden - Granatapfel
- bei dem Gefühl, nicht zu genügen - Kiefer
- wenn Muskelanspannung das Genießen von Sex behindern - Löwenzahn
- wenn Sexualität einen in eine Zwickmühle bringt - Quitte
- verletzte Weiblichkeit wird geheilt - Schmalblättriges Weidenröschen
- bringt männliche Energie - Sonnenblume
- falls Hass-, Neid-, Eifersuchtsgefühle die Sexualität überschatten - Stechpalme

Schlafstörungen

- durch Albträume - Johanniskraut
- durch Sorgen und Befürchtungen - Birne

Schmerz

- aufgrund von Verspannungen und Haltungsfehlern - Löwenzahn
- den Schmerz vergangener Erlebnisse loslassen - Doldiger Milchstern
- aufgrund mangelnder Durchblutung - Rosmarin

Schock

- in Akutfällen - Doldiger Milchstern, Blütenhilfe

Schönheit

- um die Schönheit und das Wunder des Lebens wahrnehmen zu können - Bougainvillea
- die Schönheit des eigenen Wesens entdecken - Echtes Springkraut

Schuldgefühle, schlechtes Gewissen

- Kiefer

Schutz

- vor äußeren Einflüssen z.B. medizinische Apparaturen, die beängstigen können - Weiße Schafgarbe

Schwangerschaftserbrechen

- bei Sorgen um das Wohlergehen des Kindes - Birne
- zur Beruhigung, um ins Gleichgewicht zu kommen - Birne
- zur Entspannung - Löwenzahn

Sorgen

- um die Gesundheit des Kindes - Birne
- bringt Heiterkeit bei übergroßer Besorgtheit - Bouginvillea
- bei Ängstlichkeit aufgrund früherer negativer Erfahrungen - Doldiger Milchstern

Stillen

- die Veränderung der Brüste annehmen, Freude am körperlichen Vorgang des Stillens - Apfel
- hilft die sexuelle Bedeutung des Stillens zu akzeptieren - Granatapfel
- unterstützt das Stillen durch Loslassenkönnen - Löwenzahn
- unterstützt die eindeutige Entscheidung für das Stillen - Quitte
- bringt eifersüchtigen Geschwistern und Partnern Einsicht in die Einheit stillende Frau-Kind - Stechpalme
- wenn der Säugling die Brust ablehnt - Strahlenlose Kamille
- unterstützt durch Abschirmung von schädlichen Außeneinwirkungen - Weiße Schafgarbe

Vater

- bei Konflikten mit dem Vater oder Autoritäten - Sonnenblume
- erleichtert dem Vater die Kontaktaufnahme zum Kind - Sonnenblume
- unterstützt die Annahme der Vaterrolle - Sonnenblume

Verlust

- eines nahestehenden Menschen, aber auch andere schwere Verluste - Borretsch
- als Akutmittel - Doldiger Milchstern

Weiblichkeit

- fördert die Selbstannahme - Kleine Braunelle
- das Weibliche annehmen - Granatapfel
- Freude am Körper - Kirsche
- bringt Yin und Yang ins Gleichgewicht - Quitte
- heilt Verletzungen der Weiblichkeit - Schmalblättriges Weidenröschen
- fördert das Zuhause-Sein im eigenen Körper - Strahlenlose Kamille

Zahnen

- unterstützt das Loslassen, entspannt - Löwenzahn
- erleichtert den Durchbruch des Zähnchen - Strahlenlose Kamille
- unterstützt das Durchhalten in Zeiten der Veränderung, schützt - Weiße Schafgarbe

Zukunftsangst

- bei ständiger Sorge - Birne
- wenn jemand zu Depressionen neigt - Borretsch
- vermittelt Urvertrauen - Echtes Springkraut
- gibt innere Sicherheit - Johanniskraut
- falls angstbedingte Spannung sich in der Muskulatur festsetzt - Löwenzahn
- durch Eifersucht - Stechpalme
- hilft, trotz körperlicher Veränderungen im Gleichgewicht zu bleiben - Strahlenlose Kamille
- schirmt gegen schädliche Einflüsse ab - Weiße Schafgarbe

Zuversicht

- bei der Genesung, bei der Rückbildung, in anstrengenden Phasen – Kleine Braunelle
- durch Akzeptieren der Freiwilligkeit des Lebens und des Hier-Zuhause-Seins – Rosmarin

Anhang

Übersicht über die **Blütenqualitäten** in Stichworten

Apfel: Leichtigkeit, Beweglichkeit, Ganzheit, Schönheit
Birne: innerer Frieden, Mutterschaft
Borretsch: Hoffnung, Mut zum Leben, Trauer verarbeiten
Bougainvillea: Kontakt zum Kind
Doldiger Milchstern: Schmerz loslassen
Drüsentragendes Springkraut: Geduld
Echtes Springkraut: Urvertrauen
Granatapfel: das Weibliche annehmen
Johanniskraut: innere Sicherheit
Kiefer: Nachsichtigkeit sich selbst gegenüber
Kirsche: Lebensfreude, Lebenslust, Fröhlichkeit
Kleine Braunelle: Selbstannahme, Selbstheilung
Löwenzahn: Entspannung, Loslassen
Quitte: Ausgeglichenheit, Entscheidungsfreude, Zielstrebigkeit, Ausdauer
Rosmarin: Standhalten, männliche Energie
Schmalblättriges Weidenröschen: das Unbewusste heilen, die verletzte Weiblichkeit heilen
Sonnenblume: männliche Energie
Stechpalme: Frieden, Liebe, Ausgeglichenheit, Sanftmut
Strahlenlose Kamille: Selbstbestimmung, im Körper zu Hause sein
Weiße Schafgarbe: sich schützen können
Blütenhilfe: in allen körperlichen, seelischen und emotionalen Notfällen

Übersicht über die **Blütenindikationen** in Kurzbeschreibungen

Apfel: für müde, träge und schwerfällige Menschen, steigert Motivation und sowohl körperliche wie mentale Energie.

Birne: bringt inneren Frieden in Situationen, in denen man befürchtet, die Kontrolle zu verlieren. Lässt in sich ruhen. Tröstende, mütterliche Essenz. Sorgenblüte.

Borretsch: bringt Mut und Zuversicht in Lebenssituationen, in denen man zu Depressionen neigt, sich kraftlos fühlt, keinen Ausweg mehr sieht; bringt Erleichterung bei Kummer und im Herzen wahrgenommenem Schmerz.

Bougainvillea: das innere Kind spüren, sich mit ihm aussöhnen, es annehmen können. Gibt Sicherheit, Geborgenheit, Vertrauen. Lernen, wieder denken und fühlen zu können wie ein Kind.

Doldiger Milchstern: bei Schreck, Schock und Trauma Linderung der Folgen. Hilft zu Ganzheit, Integration aller Persönlichkeitsanteile und Erfahrungen.

Drüsentragendes Springkraut: bringt innere Ruhe, wenn man sich leicht getrieben und gehetzt fühlt, wenn man vor Ungeduld leicht aufbraust.

Echtes Springkraut: den eigenen Wert erkennen, Lob aushalten und annehmen können, Misstrauen ablegen und Vertrauen lernen. Nähe zulassen können. Selbstwertgefühl stärken.

Granatapfel: hilft, die weibliche Seite der Persönlichkeit zu akzeptieren und auszuleben. Dient bei Identitätskrisen sowohl Frauen wie Männern.

Johanniskraut: bei nagender Ungewissheit, Zukunftsängsten, Unsicherheit, Schüchternheit, Angst vor dem Unbekannten, Irritierbarkeit, mangelnder Selbstsicherheit.

Kiefer: für Menschen, die sich selbst zu 100%-igkeit antreiben und mit Schuldgefühlen und schlechtem Gewissen reagieren, wenn sie diese nicht erreichen. Hilft bei der Versöhnung mit sich selbst.

Kirsche: hilft einem wieder hoch, wenn man im Alltag nur noch die grauen Seiten wahrnehmen kann, wenn Leichtigkeit, Unbeschwertheit und Begeisterungsfähigkeit abhanden gekommen sind.

Kleine Braunelle: lässt einen sich selbst akzeptieren, trotz oder gerade wegen der kleinen Schwächen und Fehler, hilft dadurch, die Selbstheilungskräfte anzuregen.

Löwenzahn: hilft, in Muskulatur festgehaltene Spannung loszulassen. Die inneren Impulse kennen- und verstehen lernen, damit umgehen können, statt sie festzuhalten.

Quitte: Polaritäten ausgleichen, die eigenen starken wie schwachen Seiten erkennen, würdigen und ausleben. Nicht länger in Polaritäten denken, die einander ausschließen, sondern deren Zusammengehörigkeit erkennen.

Rosmarin: das Konfliktmittel. Wenn man davon überzeugt ist, schwach und kampfunfähig zu sein und daher immer eine Tendenz zur Flucht aufweist, auch wenn es sich im Nachhinein als unnötig herausstellt.

Schmalblättriges Weidenröschen: die Verletzung der Seele heilen, Vertrauen in die eigene positive Entwicklung gewinnen, sich trauen, Neues zu beginnen, Isolation durchbrechen, das Selbstwertgefühl stärken.

Sonnenblume: männliche Energie entwickeln und ausleben, sich durchsetzen, Rückgrat beweisen, für sich selbst einstehen. Bei Identitätskonflikten von Männern und Frauen.

Stechpalme: beruhigt überschießende emotionale Reaktionen wie Eifersucht, Ärger, Wut, Zorn ebenso wie entzündliche auf der körperlichen Ebene.

Strahlenlose Kamille: gibt Ruhe, Sicherheit, Orientierung. Bringt Gelassenheit und Trost in scheinbar aussichtslosen Lagen. Die eigenen Grenzen und Möglichkeiten erkennen, den eigenen Körper kennenlernen.

Weiße Schafgarbe: Schutz und Sicherheit trotz widriger Umstände, sich gegen Stress abschirmen, durchhalten in Zeiten der Veränderung.

Kurzübersicht der **Anwendungsformen**

Wasserglasmethode: je zwei Tropfen der ausgewählten Blütenessenzen in einem Glas Wasser schluckweise nach Bedarf über den Tag verteilt trinken

Einnahmeflasche: je zwei Tropfen der ausgewählten Blütenessenzen in ein 30ml Fläschchen mit Pipetteneinsatz, auffüllen mit 3/4 Wasser 1/4 Weinbrand o.a. hochprozentigem Alkohol. Einnahme 4x täglich 4 Tropfen.

Blütenhilfe (Notfalltropfen): per Wasserglasmethode oder durch Einreiben auf Stirn und Nacken oder tropfenweise nach Bedarf aus der Stock Bottle unter die Zunge.

Bäder: je zwei Tropfen der ausgewählten Blütenessenzen ins Bad geben.

Massage: entweder mit Blütenöl arbeiten oder je zwei Tropfen der ausgewählten Blütenessenzen mit der erforderlichen Menge Öls eigener Wahl vermischen und einmassieren.

Akupunktmassage: Blütenessenz aus der Stock Bottle direkt in den Akupunkturpunkt einmassieren. Möglich ist auch, erst einen Tupfer damit anzufeuchten und mit diesem zu massieren oder vor allem bei Ohrakupunkturpunkten ein Wattestäbchen mit der Stock Essenz befeuchten und damit den Punkt massieren. Generell wird jeweils auf beiden Körperseiten gearbeitet (außer an Konzeptions- und Gouverneursgefäß, die auf der Körpermittellinie verlaufen), der Punkt wird je 3 - 5 min lang mit der Blütenessenz massiert.

Adressen

Bezugsquelle Blütenessenzen, Ausbildungs- und Selbsterfahrungskurse

Flower Energy
Kerkstraat 13
NL-6088 EG Roggel
Niederlande
Tel:0031/475/550445
Fax: 0031/84/7579534
Email: mail@mamboya.com

Webseiten:
www.mamboya.com
www.essenzen.net
www.praktijk-klaproos.nl

Bezugsquelle Blütenessenzen

Milagra AG
Saladaviciosa
E-11391 Facinas
Gebührenfreie Bestelltelefonnummer: 00800/27725127
Tel: 0049-7244-609486
Fax: 0034-956-687293

Bezugsquelle Babycreme

St. Berthold Apotheke
St. Berthold Allee 23
A-4451 Garsten
Tel: 0043-7252-53131
Fax: 0043-7252-531316

Literatur

Achterberg, Jeanne: Die Frau als Heilerin, Bern 1990
Albrecht-Engel, Ines (HG.): Geburtsvorbereitung, Hamburg 1993
Albrodt, Dirk: Gesund durch Blütenessenzen, München 1990
Albrodt, Dirk: Illustrierte Enzyklopädie der Blütenessenzen, 2. aktual. Auflage, Bielefeld 2009
Albrodt, Dirk: Illustrierte Enzyklopädie der einheimischen Blütenessenzen, 2. aktual. Auflage, Bielefeld 2009
Albrodt, Dirk: Illustrierte Enzyklopädie der Blütenessenzen, Band 2, Bielefeld 1997
Albrodt, Dirk: Illustrierte Enzyklopädie der Blütenessenzen, Band 3, Bielefeld 2004
Andrews, Lynn: Die Medizinfrau, Interlaken 1983
Arens, Detlev: Sechzig einheimische Wildpflanzen in lebendigen Porträts, Köln 1991
Attenborough, David: Das geheime Leben der Pflanzen, Bern 1995
Bach, Edward: Blumen, die durch die Seele heilen, München 1981
Bach, Edward: Gesammelte Werke, Grafing 1988
Bahr, Frank: Ohrakupunktur, Frankfurt 1978
Barnard, Julian: Blüten für die Seele, Wessobrunn 1987
Barnard, Julian: Patterns of Life Force, Hereford, England 1987
Barnard, Julian und Martine: Das Bach-Blüten-Wunder, München 1989
Barnard, Julian: Bach Flower Remedies - Form and Function, Hereford 2002
Barnao, Va'sudeva und Ka'da'mbii: Healing Handbuch, Stüsslingen, Schweiz 1993
Barnao, Va'sudeva und Ka'da'mbii: Australische Blütenessenzen für das 21. Jahrhundert, Bielefeld 1998
Bergen, Ilona; Witko, Manou: Das Heilpflanzenhoroskop - Die Astrologie der Weisen Frauen, Göttingen 1986
Bittner, Ulrike, Jäckle, Renate und Scholz, Christine: Unter Umständen, Köln 1984
Blome, Götz: Mit Blumen heilen, Freiburg 1985
Body Shop Team, The: Mamatoto: Geheimnis Geburt, Köln 1992
Chancellor, Philip M.: Das große Handbuch der Bachblüten, Grafing 1987

Chase, Pamela Louise und Pawlik, Jonathan: Trees for Healing, North Hollywood, USA 1991
Cunningham, Donna: Flower Remedies Handbook, New York, USA 1992
Devi, Lila: The Essential Flower Essence Handbook, Nevada City, USA 1996
Diamond, John: Die heilende Kraft der Emotionen, Freiburg 1987
Diamond, John: Re-mothering, Freiburg 1991
Diamond, John: Der Körper lügt nicht, Freiburg 1983
Eckert, Achim: Das heilende Tao, Freiburg 1989
Eckert, Achim: Das Tao der Akupressur und Akupunktur, Stuttgart 2002
Ekl, Peter: Einheimische Blütenessenzen, Steyerberg 1993
Elias, Jacques: Körper- und Ohrakupunktur in der Praxis, Teningen 1990
Fester, Richard, König, Marie, Jonas, Doris und Jonas, David: Weib und Macht, Frankfurt 1980
Fischer-Rizzi, Susanne: Blätter von Bäumen, München 1980
Fischer-Rizzi, Susanne: Medizin der Erde, München 1984
Frankenberger, Anette: Die kalifornischen Blütenessenzen, München 1993
Frankenberger, Anette: Blütenessenzen für Frauen, München 1995
Frankenberger, Anette: Blütenessenzen für Schwangerschaft und Geburt, München 1995
Friedberg, Volker und Brockerhoff, Peter: Geburtshilfe, Stuttgart 1990
Gerlitz, Peter: Mein Totem ist zornig, Olten 1992
Glowsky, Brigitte und Albrodt, Dirk: Blütenessenzen in der Geburtsvorbereitung, Wuppertal 1993
Grabrucker, Marianne: Vom Abenteuer der Geburt, Frankfurt 1989
Harner, Michael: Der Weg des Schamanen, Interlaken, 1982
Helm, Beate: Die Heilkräfte der Kalifornischen Blütenessenzen, Grafing 1990
Hensel, Wolfgang: Pflanzen in Aktion, Heidelberg 1993
Jobes, Gertrude: Dictionary of Mythology, Folklore and Symbols, New York 1962
Johnson, Steve: Alaska Blütenessenzen, Schaffhausen, Schweiz 1996
Kaminsky, Patricia und Katz, Richard: Flower Essence Repertory, Nevada City, USA 1994
Khalsa, Shabd-Sangeet: Sister Moon Flower Essence Oils, San Mateo, USA 1992
König, Georg und Wancura, Ingrid: Einführung in die chinesische Ohrakupunktur, Heidelberg 1973

La Tourelle, Maggie, Courtenay, Anthea: Was ist Angewandte Kinesiologie? Freiburg 1992
Lebarbier, André: Schule der Akupunktur, Uelzen 1978
Leboyer, Frédérick: Geburt ohne Gewalt, München 1981
Lothrop, Hannah: Gute Hoffnung - jähes Ende, München 1991
Lothrop, Hannah: Das Stillbuch, München 1995
Müller, Gerd. K.: Geheimnisse der Pflanzenwelt, Leipzig 1994
Odum, Donald G. und Wingo, E. Otha: Energy and Us, Cape Girardeau, USA 1993
Pettitt, Sabina: Energy Medicine, Victoria, Kanada 1993
Preuschoff, Gisela: Die heilende Kraft der Bäume, München 1994
Rühle, Gudrun: Psychologische Betreuung von Frauen während Schwangerschaft, Geburt und Wochenbett, Diplomarbeit, Tübingen 1994
Schuler, Wolfgang C.: Akupunktur in Geburtshilfe und Frauenheilkunde, Stuttgart 1993
Stadelmann, Ingeborg: Die Hebammensprechstunde, Ermengerst 1994
Stokes, Gordon und Whiteside, Daniel: Tools of the Trade, Freiburg 1992
Strassmann, Rene: Duftheilkunde, Aarau, Schweiz 1991
Strassmann, Rene: Baumheilkunde, Aarau, Schweiz 1994
Tisserand, Robert B.: Aromatherapie, Freiburg 1979
Thie, John: Gesund durch Berühren, München 1995
Tompkins, Peter und Bird, Christopher: Das geheime Leben der Pflanzen, München 1973
Valnet, Jean: Aromatherapie, München 1986
Verny, Thomas und Kelly, John: Das Seelenleben des Ungeborenen, München 1981
Vogl, Reinhard: Akupunktur und bioenergetische Analyse, Heidelberg 1990
Weeks, Nora: Edward Bach, München 1988
Weisglas, Michael S.: Personal Growth and Conscious Evolution Trough Bach Flower Essences, a Dissertation, San Francisco 1979
Westlake, Aubrey: The Pattern of Health, Shaftesbury, England 1985
White, Ian: Australische Bush Blüten-Essenzen, Chieming 1994
Wood, Matthew: Seven Herbs - Plants as Teachers, Berkeley, USA 1986
Zimmerer, E.M.: Kräutersegen, Donauwörth 1973

Dankeschön

Wahrscheinlich guckt wieder keiner, dennoch ist es uns ein Herzensbedürfnis, danke zu sagen.

- Allen Pflanzen und Wesen der Natur – was wären wir ohne Euch!
- Allen Frauen und Müttern, die bereit waren, sich auf Blütenessenzen einzulassen.
- Allen Hebammen, die uns geholfen und unterstützt haben, ohne die nichts möglich gewesen wäre.
- Einige von Euch sollen namentlich erwähnt werden, Ihr nämlich, deren Engagement besonders ermutigt und geholfen hat und die zu kennen uns ein besonderes Vergnügen ist: Martina Ehlert, Kathrin Germer, Erika Goyert-Johann, Mien Hendriks, Janet und Walter Hugelshofer, Eva und Freya Klaus, Claudia Knie, Monika Koch, Christine Landgraf, Volkmar Niemeyer, Erika Pichler, Anne Thüning, Volker Tietze, Andrea Weishaupt-Schindler, Gabriele Westhoff, Richarda Wettlaufer, Horst Wittkowsky-Braune, Gisela Wölke.